全国中医药行业高等职业教育"十二五"规划教材

老 年 护 理

（供护理专业用）

主　编　邸淑珍（河北中医学院）

副 主 编　杨术兰（重庆三峡医药高等专科学校）
　　　　　宋晓燕（辽宁医药职业学院）

编　　委　（以姓氏笔画为序）
　　　　　纪敬敏（河北中医学院）
　　　　　李明杰（黑龙江中医药大学佳木斯学院）
　　　　　杨术兰（重庆三峡医药高等专科学校）
　　　　　邸淑珍（河北中医学院）
　　　　　汪　晶（四川中医药高等专科学校）
　　　　　宋晓燕（辽宁医药职业学院）
　　　　　曹迎凤（沧州医学高等专科学校）

学术秘书（兼）　　纪敬敏（河北中医学院）

U0307865

中国中医药出版社
·北　京·

图书在版编目（CIP）数据

老年护理／邸淑珍主编 . —北京：中国中医药出版社，2016.1

全国中医药行业高等职业教育"十二五"规划教材

ISBN 978 - 7 - 5132 - 2561 - 8

Ⅰ. ①老… Ⅱ. ①邸… Ⅲ. ①老年医学—护理学—高等职业

教育—教材 Ⅳ. ①R473

中国版本图书馆 CIP 数据核字（2015）第 118709 号

中国中医药出版社出版

北京市朝阳区北三环东路 28 号易亨大厦 16 层

邮政编码 100013

传真 010 64405750

廊坊市晶艺印务有限公司印刷

各地新华书店经销

*

开本 787×1092 1/16 印张 11.5 字数 254 千字

2016 年 1 月第 1 版 2016 年 1 月第 1 次印刷

书 号 ISBN 978 - 7 - 5132 - 2561 - 8

*

定价 23.00 元

网址 www.cptcm.com

张美林（成都中医药大学附属医院针灸学校党委书记、副校长）

张登山（邢台医学高等专科学校教授）

张震云（山西药科职业学院副院长）

陈　燕（湖南中医药大学护理学院院长）

陈玉奇（沈阳市中医药学校校长）

陈令轩（国家中医药管理局人事教育司综合协调处副主任科员）

周忠民（渭南职业技术学院党委副书记）

胡志方（江西中医药高等专科学校校长）

徐家正（海口市中医药学校校长）

凌　娅（江苏康缘药业股份有限公司副董事长）

郭争鸣（湖南中医药高等专科学校校长）

郭桂明（北京中医医院药学部主任）

唐家奇（湛江中医学校校长、党委书记）

曹世奎（长春中医药大学职业技术学院院长）

龚晋文（山西职工医学院/山西省中医学校党委副书记）

董维春（北京卫生职业学院党委书记、副院长）

谭　工（重庆三峡医药高等专科学校副校长）

潘年松（遵义医药高等专科学校副校长）

秘　书　长　　周景玉（国家中医药管理局人事教育司综合协调处副处长）

前　言

中医药职业教育是我国现代职业教育体系的重要组成部分,肩负着培养中医药多样化人才、传承中医药技术技能、促进中医药就业创业的重要职责。教育要发展,教材是根本,在人才培养上具有举足轻重的作用。为贯彻落实习近平总书记关于加快发展现代职业教育的重要指示精神和《国家中长期教育改革和发展规划纲要(2010—2020年)》,国家中医药管理局教材办公室、全国中医药职业教育教学指导委员会紧密结合中医药职业教育特点,充分发挥中医药高等职业教育的引领作用,满足中医药事业发展对于高素质技术技能中医药人才的需求,突出中医药高等职业教育的特色,组织完成了"全国中医药行业高等职业教育'十二五'规划教材"建设工作。

作为全国唯一的中医药行业高等职业教育规划教材,本版教材按照"政府指导、学会主办、院校联办、出版社协办"的运作机制,于2013年启动了教材建设工作。通过广泛调研、全国范围遴选主编,又先后经过主编会议、编委会议、定稿会议等研究论证,在千余位编者的共同努力下,历时一年半时间,完成了84种规划教材的编写工作。

"全国中医药行业高等职业教育'十二五'规划教材",由70余所开展中医药高等职业教育的院校及相关医院、医药企业等单位联合编写,中国中医药出版社出版,供高等职业教育院校中医学、针灸推拿、中医骨伤、临床医学、护理、药学、中药学、药品质量与安全、药品生产技术、中草药栽培与加工、中药生产与加工、药品经营与管理、药品服务与管理、中医康复技术、中医养生保健、康复治疗技术、医学美容技术等17个专业使用。

本套教材具有以下特点:

1. 坚持以学生为中心,强调以就业为导向、以能力为本位、以岗位需求为标准的原则,按照高素质技术技能人才的培养目标进行编写,体现"工学结合""知行合一"的人才培养模式。

2. 注重体现中医药高等职业教育的特点,以教育部新的教学指导意见为纲领,注重针对性、适用性及实用性,贴近学生、贴近岗位、贴近社会,符合中医药高等职业教育教学实际。

3. 注重强化质量意识、精品意识,从教材内容结构、知识点、规范化、标准化、编写技巧、语言文字等方面加以改革,具备"精品教材"特质。

4. 注重教材内容与教学大纲的统一,教材内容涵盖资格考试全部内容及所有考试要求的知识点,满足学生获得"双证书"及相关工作岗位需求,有利于促进学生就业。

5. 注重创新教材呈现形式,版式设计新颖、活泼,图文并茂,配有网络教学大纲指导教与学(相关内容可在中国中医药出版社网站 www.cptcm.com 下载),符合职业院校学生认知规律及特点，以利于增强学生的学习兴趣。

在"全国中医药行业高等职业教育'十二五'规划教材"的组织编写过程中，得到了国家中医药管理局的精心指导，全国高等中医药职业教育院校的大力支持，相关专家和各门教材主编、副主编及参编人员的辛勤努力，保证了教材质量，在此表示诚挚的谢意！

我们衷心希望本套规划教材能在相关课程的教学中发挥积极的作用，通过教学实践的检验不断改进和完善。敬请各教学单位、教学人员及广大学生多提宝贵意见，以便再版时予以修正，提升教材质量。

国家中医药管理局教材办公室

全国中医药职业教育教学指导委员会

中国中医药出版社

2015 年 5 月

编写说明

  《老年护理》是"全国中医药行业高等职业教育'十二五'规划教材"之一。本教材是依据习近平总书记关于加快发展现代职业教育的重要指示和《国家中长期教育改革和发展规划纲要（2010—2020年）》精神，为充分发挥中医药高等职业教育的引领作用，满足中医药事业发展对于高素质技术技能中医药人才的需求，由全国中医药职业教育教学指导委员会、国家中医药管理局教材办公室统一规划、宏观指导，中国中医药出版社具体组织，全国中医药高等职业教育院校联合编写，供中医药高等职业教育护理专业教学使用的教材；也可作为临床护理人员继续教育、老年护理岗位培训及老年护理机构工作人员的参考书。

  人口老龄化已成为全球性问题，在整个21世纪将是一个世界性的重大经济社会问题。我国是目前世界上老年人口数量最多且增长最快的国家。人口老龄化给社会及家庭带来了巨大的压力，对我国老年护理事业的发展提出了严峻的挑战。因此加强老年护理教育，加快老年护理专业人才的培养迫在眉睫。

  我们根据我国医学高等职业教育护理专业培养目标的要求，以现代整体护理观为指导，以维护老年人的身心健康为中心，以提高老年人的生活质量为目标，以满足老年人的健康需求为目的，以解决老年人常见的健康问题及疾病护理为重点，通过参阅大量国内外有关老年护理的专著、文章及教材，请教临床一线的老年护理专家，走访多家养老机构，结合多年来丰富的教学经验，编写成了《老年护理》。全书共八章，内容包括绪论、老年人的健康管理与养老模式、老年人常见的心理问题与精神障碍的护理、老年人的日常生活护理与家庭护理、老年人的安全用药与护理、老年人常见的健康问题与护理、老年人常见疾病的护理、老年人的临终关怀与护理。

  本教材的编写特点：①突出老年护理特色，强调科学性、实用性、针对性和可操作性。对老年健康保健、健康评估、常见疾病等与本套其他教材交叉重叠的内容进行了删减。②注重新知识、新进展及重点内容的增补，如健康管理、健商、健康体检、安全护理、家庭护理、养老模式及养老规划等。③每一章节开头有学习目标、病例导入、思考提问，文中增加有知识拓展，每章结尾留有思考题，旨在启发和指导学生明确重点，增加知识广度和深度，强化记忆。④书末附有美国老年护理职业标准和常用老年人评估量表，以供学生进一步查阅和学习应用；附有见习指导，以便教学内容与实际应用相结合，提高学生主动参与、乐于探究的精神。

  本教材编写的具体分工如下：第一章和第五章由邸淑珍编写；第二章由纪敬敏编

写；第三章由李明杰编写；第四章由杨术兰编写；第六章由汪晶编写；第七章由宋晓燕编写；第八章由曹迎凤编写。

本教材在编写过程中，得到了各位编委所在单位的大力支持和鼓励，在此一并表示真诚的感谢！由于编者的知识水平和能力有限，难免有疏漏不足之处，欢迎各院校师生在使用过程中提出宝贵意见和建议，以便再版时修订提高。

《老年护理》编委会
2015 年 9 月

目　录

第一章 绪 论

 学习目标

1. 掌握老年护理的概念；老龄化的划分。
2. 熟悉老年护理的目标；我国老龄化社会的特点。
3. 了解老年护理的职业道德和执业标准。

病例导入

李先生，39岁，某企业中层领导。妻子孙女士，36岁，中学教师。两人育有一子，9岁。孙女士父亲68岁，身体状况尚好。母亲63岁，患有糖尿病。李先生母亲65岁，患有类风湿性关节炎、骨质疏松症，活动受限。父亲71岁，于半月前体检时发现患有肺癌，近半月来李先生一直请假陪父亲就医检查，联系住院和手术照顾。作为独生子女的李先生和孙女士虽然身心疲惫，但仍然坚定地承担起了照顾老人的责任。

问题：
1. 这个典型的4-2-1家庭的状况，体现了我国老龄化社会的什么特点？
2. 我国是哪一年进入老龄化社会的？老龄化社会的标准是什么？

人口老龄化是世界人口发展的普遍趋势，是科学与经济不断发展进步的标志。21世纪人口发展的特点为发达国家高龄人口比例明显增加，而发展中国家的老年人口增长速度最快。我国老年人口的绝对数与老龄化的发展速度均居世界前列。人口老龄化是全球面临的重大社会问题，必然会给政治、经济、家庭、医疗及保健等方面带来巨大的影响，同时也对老年护理事业提出了新的挑战，更为老年护理的发展提供了更大更广阔的空间。

第一节 老年护理概述

研究老年人的健康问题，满足老年人的健康需求，提高老年人的生命质量和生活满意度，提供优质的护理服务，是老年护理工作的方向和重要内容。

一、老年护理的概念与目标

（一）老年护理的概念

老年护理（aged care）是以老年人群及其主要照顾者为服务对象提供护理服务的过程，指导老年护理实践的主要方法是护理程序。发展和完善我国的老年护理体系，提高老年人的护理质量和生活质量，是老年护理的首要任务。为老年人提供个体化、专业化、普及化和优质化的护理服务是老年护理的主要工作。

（二）老年护理学的概念

老年护理学（gerontological nursing）是研究、诊断和处理老年人对自身存在和潜在的健康问题的反应的学科，源于老年医学，是护理学的一门重要学科，涉及生物学、心理学、社会学、健康政策等学科理论，是一门跨学科、多领域，同时又具有其独特性的综合性学科。老年护理学是一门应用性和实践性都很强的学科。

老年护理学的重点在于以老年人为主体，研究自然、社会、文化教育、生理和心理因素对老年人健康的影响，探讨用护理手段或措施解决老年人的健康问题。

（三）老年护理的目标

传统老年护理的目标是疾病的转归和寿命的延长，而现代老年护理的目标是：

1. 强化自我照顾能力　老年人由于年老体衰或患有慢性病时，常以被动的形式生活在依赖、无价值、丧失权利的感受中，自我照顾意识淡化，久而久之将会丧失生活自理能力。适时给老年患者及其照顾者以护理知识技能的指导，使老年人出院回归社会后仍能获得延续的自我护理及家人的护理。因此，老年护理应重视强化个体自我照顾能力，在尽可能保持个人独立及自尊的情况下提供协助，适时给予全补偿或部分补偿的护理服务。

2. 提高生活质量　目前许多发达国家，已经把"提高老年人的生活质量"作为老年护理的最终和最高目标，同时也是作为老年护理活动效果评价的一个有效的判断标准。因此，老年护理的工作主要是促进老年人在生理、心理和社会适应方面的完美状态，在健康基础上长寿，做到年高不老，寿高不衰，提高生命质量，体现生命的意义和价值。

3. 延缓衰退及恶化　开展健康教育，改变不良的生活方式，避免和减少健康危险因素的危害；通过三级预防，做到早发现、早诊断、早治疗；对疾病进行早期干预，积极康复，防止病情恶化，注重预防并发症的发生，减少残障。

4. 做好临终关怀　对待临终老人及其家属，护理人员应从生理、心理和社会全方位为他们提供服务。维护临终老人的尊严，安抚亲友，正确面对死亡，并减轻由于死亡所带来的痛苦和压力，使老人安详辞世。

二、中外老年护理及教育的发展

(一) 国外老年护理及教育的发展

世界各国老年护理发展状况不尽相同，各有特点，这与人口老龄化程度、国家经济水平、社会制度、护理教育发展等有关。以发达国家为例，1870 年，荷兰成立了第一支家居护理组织；德国的老年护理始于 18 世纪；英国于 1859 年开始地段访问护理，于 19 世纪末创建教区护理和家庭护理。在护理教育方面，老年护理作为一门学科最早出现于美国。1900 年，老年护理作为一个独立的专业需要被确定下来，至 20 世纪 60 年代，美国已经形成了较为成熟的老年护理专业。1967 年，美国护理协会规定从事老年护理的执业者必须具备学士以上学历，社区开业护士要具备硕士以上学历；1970 年，首次正式公布老年病护理执业标准，1975 年，开始颁发老年护理专科证书，同年《老年护理杂志》诞生；1976 年，美国护理学会提出发展老年护理学，关注老年人对现存的和潜在的健康问题的反应，从护理的角度和范畴执行业务活动。特别是开展了老年护理实践的高等教育和训练，培养高级执业护士，具备扎实的专业知识、娴熟的技能和研究生学历，经过认证，能够以整体的方式处理老年人复杂的照顾问题。目前已形成了学士、硕士、博士等多层次老年护理人才梯队。在美国老年护理发展的影响下，许多国家的护理院校设置了老年护理课程，并有老年护理学硕士和博士项目。英国皇家护理学院提出"老年护理专家计划"，旨在培养老年护理专家，以提高老年人的护理质量。德国的老年护理教育多为职业培训性质，主要培训"老年护士"和"老年护士助手"，其特点是突出社会性、实践性和服务意识。

(二) 我国老年护理及教育的现状与发展

我国老年护理起步较晚，20 世纪 80 年代以来，我国政府对老年护理工作十分重视。20 世纪 90 年代有了快速的发展。我国老年护理体系最初是医院的老年患者的护理，如综合医院成立老年病科。1988 年，上海建立了第一所老年护理医院；1996 年 5 月，中华护理学会倡导要发展和完善我国的社区老年护理；1997 年，在上海成立了老人护理院，随后深圳、天津等地相继成立了社区护理服务机构。我国的老年护理教育相对滞后于发达国家，1998 年以后，老年护理学课程才在高等护理学院开设，陆续被全国多所护理高等院校列为必修课程，部分护理院校开设了老年护理专业，护理研究生教育中也设立了老年护理研究方向。目前从事老年护理的护士学历偏低、人数少、知识结构老化，这种现状难以满足我国老龄人口的医疗保健需求。因此，我们应借鉴国外的先进经验，扩大护理教育的规模，提高护理教育的层次，加快专业护理人才的培养，以适应老年护理市场的需求。

三、老年护理的职业道德和执业标准

（一）老年护理的职业道德

老年人由于生理、心理和社会的特殊性，在日常生活照料、精神安慰和医疗健康等方面的服务需求迫切。因此，老年护理是提供一种更具社会意义和人道主义精神的工作，这对护理人员的职业道德提出了更高的要求：

1. 尊老敬老，爱心奉献　中华民族素有敬老爱老养老的美德，"百善孝为先"是我国传统文化的主要内容之一，并著称于世。老年人一生操劳，对社会和家庭做出了很大贡献，理应受到社会的尊重和敬爱。因此护理人员应以"尊重""尊敬"为出发点，懂得爱老的责任，学会爱的奉献，以公平、认真、耐心、爱心的态度对每一位老年人的健康负责。

2. 业务过硬，技术求精　老年人常患有多种疾病，或伴有多器官功能受损，反应不敏感，病情发展迅速，又不善于表达自己的感受，很容易延误病情。因此要求护理人员应全面掌握过硬的专业知识及技能，及时准确地发现问题，并熟练、快速、高效和安全地提供护理服务，最大限度地减轻老年人的痛苦。

3. 满足需求，优质服务　老年人的需求具有多样性，如日常生活照顾、心理支持、康复护理、临终关怀、紧急救助等。因此护理人员要不断地提高敏锐的观察力、良好的沟通能力、分析判断及解决问题的能力。给予老年人优质的个体化照顾和良好的健康服务。

（二）老年护理人员执业标准

护理人员必须通过学校教育、在职教育、继续教育和岗前培训等方式增强老年护理专业的知识和技能。其目的是指引护士自我发展直到执业精熟程度。我国目前主要参照美国的老年护理执业标准，它是根据护理程序制定的，强调增加老年人的独立性及维持其最高程度的健康状态（详见附录一）。

第二节　老化与人口老龄化

老年是正常生命历程的最后阶段，是人类进化随着时间迁延的必然结果。老年与衰老不能等同，不同的个体衰老出现的时间和速度是不一样的，因为没有一个确定的时间作为衰老出现的标志。而老年则是指一个阶段，到了这个阶段机体开始出现明显的衰老表现。

一、老化与寿命

（一）老化的概念

老化（aging）是生命现象的自然规律。人体从出生到成熟期后，随着年龄的增长，

在形态、功能和心理方面出现的进行性、衰退性变化，称为老化或衰老。老化一般分为生理性与病理性衰老两类。生理性衰老是机体在生长过程中随增龄而发生的渐进的、受遗传因素影响的、全身复杂的形态结构与生理功能不可逆的退行性变化；病理性衰老是指因疾病或异常因素导致的老化，可使衰老现象提早出现。

（二）人的寿命

寿命是指从出生到死亡的存活时间。人类的个体存活时间不会超过一个最长的时限，就是人的寿命。

影响寿命的因素有遗传因素、社会发展因素、物质生活、精神生活及环境因素等。衡量指标有 3 个：期望寿命、最高寿命及健康期望寿命。

1. 期望寿命 期望寿命（life expectancy）又称平均预期寿命，或预期寿命，是人口学中反映人寿命长短的统计指标之一，指人活到某一年龄后还能继续生存的平均年数。出生时的平均期望寿命常简称为平均寿命。一般常用出生时的平均预期寿命，作为衡量人口老化程度的重要指标，也作为衡量一个国家或地区人口健康水平和社会发展水平的重要指标。由于社会经济水平的提高、生活条件的改善、医疗卫生保健事业的发展，使得死亡率降低，平均预期寿命增高。

世界卫生组织（WHO）发布的《2013 年世界卫生统计报告》指出：对全球 194 个国家和地区的卫生及医疗数据进行分析，显示全球平均预期寿命已经从 1990 年的 64 岁增加到 2011 年的 70 岁。其中日本、瑞士和圣马力诺三国平均预期寿命最高，达到 83 岁；其次为澳大利亚、冰岛、芬兰、以色列、新加坡等国，为 82 岁；中国 76 岁，高于同等发展水平国家；非洲的布隆迪、喀麦隆、中非和莱索托等国，只有 50 岁左右。

2. 最高寿命 最高寿命（highest life）是在没有外因干扰的条件下，从遗传学角度人类可能存活的最大年龄。

现代科学家们用各种方法来推测人们的最高寿命。常用的有以下 3 种方法：

（1）根据个体成熟期进行推测 人类个体的寿命极限是个体成熟期的 8~10 倍，（14~15 岁）×（8~10）= 110~150 岁。

（2）根据个体生长期进行推测 个体生长期终止时年龄的 5~7 倍，（20~25 岁）×（5~7）= 100~175 岁。

（3）根据个体的细胞分裂次数进行推测 人体的细胞大约分裂 50 次，每次分裂周期为 2.4 年，50×2.4 = 120 岁。

我国古人对寿命的限度认识也在 100~120 岁。《素问·上古天真论》指出："尽终其天年，度百岁乃去。"《灵枢·天年》也有"人之寿百岁而死"等记述；《老子》中记述"人之大限，以百二十为限"。

3. 健康期望寿命 健康期望寿命（active life expectancy）是在考虑疾病、残疾等因素造成的非健康状态影响后，测算出一个人在完全健康状态下生存的平均期望年数，即无须看护或卧床，能够自立健康生活的年限。终点是日常生活自理能力的丧失。

健康期望寿命作为居民健康水平最具代表性的评价指标，在关注生命数量的同时，更加关注生命质量。从 2000 年开始，世界卫生组织采用了健康期望寿命作为评价健康生存的指标。中国人 2000 年的健康期望寿命为 62.1 岁，2010 年健康期望寿命为 66 岁，比 G20（20 国集团）国家的一些主要成员国少了 10 年。2014 年北京市疾控中心主任邓瑛报告：北京市户籍居民期望寿命自 2005 年已达到 80 岁，到 2013 年达到 81.51 岁，已经达到了国际发达国家的水平，但健康期望寿命明显低于发达国家的水平。西方发达国家的期望寿命和健康期望寿命之间——也就是"活着"和"健康活着"的年岁只相差 10 岁左右，而北京人相差了 18 岁左右。

二、老年人的年龄划分

1. 世界卫生组织对老年人的年龄划分　在发达国家，将 65 岁及以上的人群定义为老年人；而在发展中国家（特别是亚太地区），则将 60 岁及以上的人群称为老年人。

2. 世界卫生组织对人的年龄界限的划分　44 岁以下，为青年人；45～59 岁，为中年人；60～74 岁，为年轻老年人；75～89 岁，为老年人；90 岁以上，为非常老的老年人或长寿老年人。

3. 中华医学会老年医学分会对老年人的年龄划分　60 岁以上为我国划分老年的标准。45～59 岁，为老年前期（中年人）；60～89 岁，为老年期（老年人）；90 岁以上，为长寿期（长寿老人）；超过 100 岁的长寿期老人，又称百岁老人；高龄老人（very old），指 80 岁以上的老人。

三、人口老龄化

（一）人口老龄化

人口老龄化（aging of population）是人口年龄结构的老龄化，是指老年人口占总人口的比例不断上升的一种动态过程，意味着出生率和死亡率的下降，平均寿命的延长。评判一个国家或地区的人口年龄结构情况，国际上通常采用老年系数、少儿系数及老少比等指标。

1. 老年人口系数　老年人口系数又称老年人口比重，是指老年人口占总人口的百分比，也是反映人口老龄化的主要指标。计算公式是：

老年人口系数 =（≥60 周岁或≥65 周岁人口数÷总人口数）×100%

2. 少儿系数　少儿系数是指 0～14 岁人口占总人口的比重，这一指标增大表明人口年轻化，当这一指标缩小时，就从反面说明了人口老龄化。按联合国标准，认为少儿人口比例在 30% 以下的国家或地区为年老型人口。

3. 老少比　老少比是指老年人口数与少儿人口数之比。其比值低于 15% 为年轻型，高于 30% 为年老型，介于两者之间为成年型。

（二）老龄化社会

世界卫生组织对老龄化社会的划分有两个标准：

1. 发达国家的标准　65 岁及以上人口占总人口比例的 7% 以上，定义为老龄化社会（老龄化国家或地区）。

2. 发展中国家的标准　60 岁及以上人口占总人口的 10% 以上，定义为老龄化社会（老龄化国家或地区）。

社会老龄化程度划分标准见表 1-1。

表 1-1　社会老龄化程度划分标准

社会老龄化程度	发达国家	发展中国家
青年型（老年人口系数）	<4%	<8%
成年型（老年人口系数）	4% ~ 7%	8% ~ 10%
老年型（老年人口系数）	>7%	>10%

（三）人口老龄化的现状、趋势与特点

1. 世界人口老龄化的现状、趋势与特点

（1）现状与趋势　人口老龄化是世界人口发展的普遍趋势，法国是世界上最早进入老龄化社会的国家。早在 1865 年，法国 65 岁及以上老年人口比例就超过了 7%，率先进入了老龄化社会，现在法国的老年人口比例已超过 15%，成为"超老年型"国家。瑞典是第二个在 19 世纪进入人口老龄化的国家，1890 年瑞典 65 岁及以上人口达到总人口的 7%。此后，挪威、英国、德国等一批欧洲国家相继步入老龄化社会。2000 年，全球总人口约 60 亿，而老年人口已达 6 亿，约占总人口的 10%，宣告全球进入老龄化社会。目前全球 190 多个国家中有 70 多个国家已进入老龄化社会，预测 2025 年全球所有国家或地区将全面进入老龄化社会。

（2）特点　①老年人口数量庞大且增长速度加快，联合国经济和社会理事会最新发布的预测显示，从 2013 年到 2050 年，全球 60 岁以上老年人口数量将在 8.41 亿的基础上翻一番。②老年人口重心从发达国家向发展中国家转移，发展中国家的老年人口增长最快。③人类平均预期寿命不断延长。④高龄老人增长速度快。⑤老年女性比例不断增长，世界多数国家女性死亡率低于男性，平均寿命比男性高 3 ~ 9 岁。⑥人口老龄化的区域分布不均衡。

知识拓展

超 老 龄 化

按照联合国的定义，当一个国家或地区 65 岁及以上老年人口数量占总人口比例超过 7% 时，就意味着这个国家或地区进入了老龄化；比例达到 14% 即进入深度老龄化；20% 则进入超老龄化。目前日本、意大利和德国已经进入了超老龄化，2015 年芬兰和希腊将加入这一行列，2020 年将会有 13 个国家和地区进入超老龄化。

2. 我国人口老龄化的现状、趋势及特点

（1）现状与趋势　我国地区间老龄化速度发展不平衡，经济发达地区率先进入老龄化。如上海于1979年首个进入老龄化，北京于1990年进入，随后是天津、江苏、浙江。1999年10月，我国大陆60岁及以上老年人口占总人口的比例为10.09%，开始进入老龄化社会。据全国第六次人口普查数据显示：2010年我国60岁及以上人口约为1.78亿，占全国总人口的13.26%；2013年，我国老年人口数量突破2亿大关，达到2.02亿，占全国总人口的14.80%。据推测2020年将达到2.43亿，2025年将突破3亿，约占全国总人口的20%。预计到2050年，中国老年人口总量会达到4.5亿左右，约占全国总人口的25%，达到人口老龄化的顶峰。

从2001年到2100年，中国的人口老龄化发展趋势可以划分为三个阶段：第一阶段，从2001年到2020年的快速老龄化阶段。第二阶段，从2021年到2050年是加速老龄化阶段。第三阶段，从2051年到2100年是稳定的重度老龄化阶段。

（2）特点

①未备先老。我国的老龄化来势猛、进程快、数量大。发达国家老龄化进程长达几十年甚至一百多年。65岁以上老龄人口的比重从7%升到14%所经历的时间，法国为115年，瑞典85年，美国68年，英国45年，而我国大约只用了27年。而且老龄化的速度还在加快，我国已成为世界上唯一的老年人口超过2亿的国家。面对急速的人口老龄化，无论是养老、医疗，还是长期照料服务和公共资源分配等社会管理和社会政策体系，都处在"未备先老"状态，这些问题的解决直接影响到经济发展、社会进步和政治稳定。

②未富先老。是我国老龄化社会的显著特征，也是一个基本国情。发达国家经济发展与老龄化同步，表现是先富后老或者富老同步，一般在人均GDP为5000～10000美元时，自然进入老龄化社会，如美国1950年60岁以上人口占12.5%，人均GDP为10645美元；日本1970年60岁以上人口占10.6%，人均GDP为11579美元。我国1999年进入老龄化社会的时候，刚刚实现小康，人均GDP为840美元，是世界平均水平的1/6。虽然我国目前已跃升为世界第二经济大国，但还不是经济强国，目前我国人均GDP为4385美元，是日本的1/10和美国的1/11，人均GDP值与这两个国家相差至少100年，因此中国是在尚未实现现代化、经济还不发达的情况下提前进入了老龄化社会，即"未富先老"。

③差异大。一是地区间差异大。上海的人口年龄结构早在1979年就进入了老龄化，而青海、宁夏等西部省、自治区于2009年才进入老龄化，相差了30年。二是城乡差异大。人口老龄化在世界其他国家通常是由城市逐渐向农村蔓延。我国由于农村人口比例大，所以农村老年人口总数远远高于城市。目前，农村老龄化水平平均高于城镇1.24个百分点，其中农村留守老人数量已近5000万。据预测，这种城乡倒置的状况将一直持续到2040年。到21世纪后半叶，城镇的老龄化水平才会超过农村，并逐渐拉开差距。这是中国老龄化不同于发达国家的重要特征之一。农村养老服务存在诸如缺乏生活照料和精神慰藉、失能无靠等突出问题，农村的老年人口问题日益严峻。三是性别差

异。女性占老年人口的大多数，而且年龄越大，女性的预期寿命越高于男性。尤其是在70 岁以后，男女寿命的差异更为显著。

④老年抚养比攀升。老年抚养比（elderly dependency rate，ODR）也称为老年抚养系数，简称老年系数，是指人口中老年人数占劳动年龄人数的百分比，反映整个社会每100 个劳动年龄人口负担多少老年人。老年抚养比是从经济角度反映人口老龄化社会后果的指标之一，在一定程度上反映了社会对老年人的负担情况。我国老年抚养比不断上升，2003 年约为 12%，2007 年为 16.84%，2012 年为 20.66%，2013 年为 21.58%，预计 2050 年达到 38.88%，此时劳动年龄人口与老年人口之比还不到 3∶1，即平均 3 个劳动年龄人口要负担 1 个老人。

⑤困难老人数量增多。主要表现在高龄、空巢、独居、失能和半失能老人数量增多。高龄老年人是增长最快的一个群体，他们带病生存甚至卧床不起的概率最高。近10 年来，80 岁以上高龄老年人增加了近一倍，已经超过 2000 万，预计到 2050 年，80岁以上高龄老人有可能会超过 1 亿；随着第一代独生子女父母进入老年，老年空巢家庭将进一步增多，2010 年城乡空巢家庭接近 50%，部分大中城市达到 70%；慢性病老人人数持续增加，2012 年为 0.97 亿人。据全国老龄办 2013 年发布的数据显示，我国目前约有 3750 万失能老人，在全国 4 亿家庭中，大约有 1/3 的家庭受到照料失能老人的困扰；患慢性病的老年人数和空巢老年人口数量将突破 1 亿大关；独居老人增多尤其是女性居多，老年女性在经济上、身心健康上、家庭和社会地位上是弱势的老年群体中的脆弱群体。

⑥家庭小型化。据第 6 次全国人口普查数据显示，目前我国平均每个家庭约 3.1人，家庭小型化使家庭养老功能明显弱化。

（四）我国解决人口老龄化问题的对策

1. 把老龄化社会作为 21 世纪中国的一个重要国情认真对待，高度重视。要切实从老龄化社会这一基本国情出发，把应对老龄化社会的挑战列入未来中国的发展战略之一。

2. 加强对老龄化社会的前瞻性和战略性研究，充分利用"人口红利"的有利时机，加速经济发展步伐，做好应对老龄化社会的各项准备。

3. 加快完善社会保障体系和养老福利政策。

4. 健全老年人医疗保健防护体系。

5. 大力发展老龄服务事业和产业。

6. 注重法制建设，保障老年人的合法权益。

7. 建设与人口老龄化需要相适应的老年医学科学教育和护理人才的培养。

8. 鼓励和扶持社会、企业、个人兴办老年护理机构和福利设施，营造全社会的敬老、养老、助老的风气。

9. 打造健康老龄化，创建积极老龄化，最终实现成功老龄化的目标。

知识拓展

健康老老龄化、积极老龄化与成功老龄化

世界卫生组织（WHO）于1990年提出实现"健康老龄化"的目标。

健康老龄化（healthy aging）是指个人在进入老年期时在躯体、心理、智力、社会、经济五个方面的功能仍能保持良好状态。从广义上理解健康老龄化，应包括老年人个体健康、老年群体的整体健康和人文环境健康三个主要方面。

积极老龄化（active aging）是国际社会在长期实践基础上、吸取正反两方面经验形成的应对老龄化共识，是对过去实行的过度强调保障和照顾的养老模式的主动调整，要求在"健康、参与、保障"3个方面采取行动，在提供充分保障和照料的同时，更加注重促进老年人保持身心健康、积极面对晚年生活、力所能及地为社会做出贡献。这一新思路的重要性在于，强调老年人不仅是被关怀和照顾的对象，而且是社会生活的参与者、社会发展的推动者、社会财富的创造者。

成功老龄化（successful aging，SA）是指与增龄相关的功能状况无改变或改变甚微、尽管他们年事已高但认知功能良好、身心健康的一种状态。实现成功老龄化是人类共同期望的目标，已成为世界老年医学研究的核心课题之一。

第三节　全身各系统生理功能的老化

老化是人类不可抗拒的自然客观规律，其实质是身体各部分器官系统的功能逐渐衰退的过程。人为什么会老化，是人类一直在探究的课题。目前还没有一种单一的理论能完全解释老化现象，科学家们普遍认为是生物、心理、社会等多种因素综合作用的结果。

一、老化（衰老）的影响因素

1. **疾病因素**　是造成衰老的最重要因素，特别是一些慢性病对人体组织器官的损害可造成老化。

2. **环境因素**　环境污染对健康造成不良的影响越来越严重，可促使人的衰老。

3. **生活因素**　饮食不节、缺乏体力活动、消瘦和肥胖、过度疲劳等也是加速人类衰老的原因之一。

4. **心理因素**　现代医学已证实精神焦虑和创伤、情绪经常波动等都可促使人的衰老。

二、全身各系统生理功能的老化

（一）感觉系统

1. **皮肤**　皮肤松弛、干燥、弹性差，出现皱纹。皮肤中感受外界环境的细胞数减少，对冷、热、痛觉、触觉等反应迟钝。

2. **眼和视觉**　角膜的屈光力减退引起远视及散光。晶状体调节功能和聚焦功能逐渐减退，出现"老视"。晶状体浑浊，易发生老年性白内障。晶体悬韧带张力降低，影响房水回流，导致眼压升高。病理性眼压升高可引起视神经损害和视力障碍，发生青光眼。老年黄斑变性、眼底动脉硬化等可导致视力下降。

3. **听觉**　听神经功能逐渐减退，听力逐渐丧失，严重者可导致老年性耳聋。

4. **味觉和嗅觉**　味蕾逐渐萎缩，功能逐渐减退。嗅神经数量减少，对气味的分辨能力下降。

（二）呼吸系统

1. **鼻、咽、喉**　老年人鼻、咽、喉黏膜变薄，使防御功能下降，易患呼吸道感染。

2. **气管和支气管**　老年人气管和支气管黏膜上皮和黏液腺退行性变，容易患老年性支气管炎。

3. **肺**　老年人肺小血管硬化，肺血流量减少，肺容量减少，弹性下降，致使肺通气不足，肺弹性回缩能力减弱，肺活量与最大呼气量减少。

（三）消化系统

1. **唾液腺和口腔**　老年人唾液腺萎缩，唾液分泌减少，导致口干和说话不畅及影响食物的吞咽。牙齿咬合面的釉质和牙本质逐渐磨损，对冷、热刺激易过敏；牙髓的暴露易引起疼痛和感染；牙槽骨萎缩，牙齿部分或全部脱落。

2. **食管和胃肠**　老年人食管黏膜逐渐萎缩，可发生不同程度的吞咽困难；反流性食管炎、食管癌的发病率也相对增高；并出现胃肠血流量减少，胃酸、胃蛋白酶分泌减少，胃排空速度减慢。

3. **肝、胆、胰**　肝脏代谢功能减弱；胆囊不易排空，易发生胆结石；胰腺分泌胰岛素的生物活性下降，易患老年性糖尿病。

（四）循环系统

1. **心脏**　心输出量减少，心室收缩速度减慢，心肌细胞纤维化，使心肌的兴奋性、自律性、传导性均降低。

2. **血管**　血管弹性纤维减少，胶原纤维增多，使血管增厚变硬，外周循环阻力增加，引起血压上升。血管硬化对压力的反应性降低，致使老年人由卧位突然变为坐位或立位时出现血压下降，即发生体位性低血压。老年人易患动脉硬化、冠心病、脑血管意外等疾病。

（五）泌尿系统

1. 肾脏　肾单位减少，间质纤维化，肾小球硬化，肾小管细胞脂肪变性，肾功能减退。

2. 输尿管　老年人输尿管平滑肌层变薄，支配肌肉活动的神经细胞减少，输尿管收缩降低，将尿送入膀胱的速度减慢，并且容易反流，引起肾盂肾炎。

3. 膀胱和尿道　膀胱和尿道肌肉萎缩，括约肌松弛，膀胱容量减少，易出现尿外溢、尿失禁、残余尿增多、尿频、夜尿量增、排尿无力、甚至排尿困难等。

（六）内分泌及生殖系统

1. 下丘脑和垂体　重量减轻，血液供给减少，激素水平下降。

2. 腺体　前列腺增生，导致尿道阻塞而引起排尿困难；性腺功能逐渐减退，出现更年期综合征的表现；甲状腺发生纤维化和萎缩，激素的生成率减少致使基础代谢率下降；肾上腺的皮、髓质细胞均减少，使老年人保持内环境稳定的能力与应激能力降低；胰岛萎缩，老年人胰高血糖素分泌异常增加，使糖尿病特别是非胰岛素依赖型糖尿病的发病率增高。

3. 性腺功能逐渐减退，性激素水平下降。

（七）运动系统

1. 骨骼　老年人骨骼中的有机物质如骨胶原、骨粘连蛋白含量减少或逐渐消失，骨质发生进行性萎缩；并出现椎间盘变薄、脊柱缩短、骨质疏松等，导致脊柱后凸，使身材变短，骨骼容易发生变形和骨折。

2. 关节　老年人关节软骨、关节囊、椎间盘及韧带发生老化和退行性变，关节活动范围随年龄增长而缩小。

3. 肌肉　随着年龄的增长，肌肉逐渐萎缩，组织内脂肪增加，皮下脂肪减少，而使体重下降，使老年人容易疲劳，出现腰酸腿痛。

（八）神经系统

1. 脑与神经元的改变　脑血流量减少，脑组织萎缩，脑、脊髓重量减轻，脑细胞减少，周围神经细胞数减少，髓鞘变薄。轴突和树突也伴随神经元的变性而减少，使运动和感觉神经纤维传导速度减慢。

2. 感知觉功能的改变　老年人的触觉、温觉和振动觉阈值升高，并出现记忆力减退、思维判断能力降低、反应迟钝。

3. 反射功能的改变　反射易受抑制，腹壁反射迟钝或消失，深反射减弱或消失。

知识拓展

人体最容易衰老或出问题的部位

人体不同部位和脏器的衰老时间和速度不同。50 岁以后人体最容易衰老或出问题的部位：骨关节——膝关节几乎都有问题；牙齿——脱落松动；五官——视力下降最快；器官——大脑、心脏最危险；此外，前列腺问题困扰着半数 50 岁以上的男性。

思考题

1. 我国在 1999 年进入了老龄化社会。据推测，2025 年我国老龄人口将达到 20%，老年护理将面临严峻的挑战。

（1）作为一名护理人员你是否熟悉我国老龄化社会的特点？

（2）你应该如何提高自己的职业素质来面对和迎接挑战？

2. 衡量寿命的指标有哪三种？其中哪一项可作为居民健康水平最具代表性的评价指标？为什么？

第二章　老年人的健康管理与养老模式

 学习目标

　　1. 掌握老年人健康管理和自我健康管理的概念、意义、内容；我国养老模式的特点。

　　2. 熟悉老年人健康管理的程序；老年人健康体检的内容；养生保健促长寿的原则。

　　3. 了解影响长寿的因素；国外的养老模式。

第一节　老年人的健康管理

病例导入

　　72岁的李爷爷虽然患高血压和糖尿病多年，由于社区卫生服务中心每年会为60岁以上老年人进行1~2次针对性的健康服务管理，包括生活方式、健康状况评估、体格检查、辅助检查及健康指导等，并针对患病老人制定防控措施和定期随访，使李爷爷的血压和血糖得到了很好的控制。

　　问题：

　　什么是老年人的健康管理？其意义是什么？

　　21世纪是健康管理的世纪，老年人是健康管理的重点人群，我国《国家基本公共卫生服务规范（2011年版）》专门针对老年人制定了健康管理服务规范。对老年人进行健康管理是为了调动老年个体和群体及整个社会的积极性，维护老年人的身心健康，促进慢性疾病转归，降低医疗费用支出，延长健康期望寿命，从而有效地提高老年人的生存质量。

一、老年人健康管理的概念和发展

（一）老年人健康管理的概念

老年人健康管理是指通过对老年个体和群体的健康状况进行全面检测、分析和评估，进而提供老年健康咨询与指导，制定老年健康危险因素干预计划和进行老年慢性病防控、疾病诊治、康复护理、长期照顾与临终关怀的全过程。管理对象是所有老年人，包括健康老人。其中患慢性病、新近出院、卧床、失能、半失能、高龄、空巢、独居、丧偶、困难、有心理问题及精神障碍的老年人是重点管理人群。

（二）老年人健康管理的发展

健康管理（health management）起源于美国，20 世纪 60、70 年代美国保险业最先提出健康管理的概念。采用健康评价的手段指导患者自我保健，有效地降低了慢性病的发病率，而且大大降低了医疗费用，同时也为保险公司控制了风险。此后一些发达国家的健康管理逐步发展并形成一定的模式和规模。我国自 2001 年出现第一家健康管理注册公司，健康管理的观念也逐步被人们所接受。随着信息技术的发展和对健康管理认识的进步，健康管理的对象从个人向家庭、社区、养老院、企业扩展，同时出现了电子档案、远程监控、计算机风险评估模块、网络数字化信息平台等健康管理方法和辅助工具。2005 年 10 月 25 日，我国政府公布了健康管理师新职业，同年，中国医师协会成立医师健康管理和医师健康保险专业委员会。2006 年，中华预防医学会成立健康风险评估和控制专业委员会。2007 年，中华医学会成立健康管理学分会。健康管理作为一个新专业、新产业在我国正逐步走向规范和成熟。

老年人健康管理的初始阶段，主要强调老年人身体健康状况的检查，即狭义上的体检，通过对老年人身体状况的检查，发现现存的和潜在的健康问题。随着老年人健康管理进程的发展，老年人健康管理概念包括对影响健康因素的监测、评估、咨询、干预以及治疗等方向，着重强调健康管理的全面性。

二、老年人健康管理的程序

以家庭、社区或养老机构为服务场所，在政府和健康管理师的帮助下对老年人进行流程式管理。健康管理是一种前瞻性的医疗卫生服务模式，它以较少的投入而获得较大的健康回报。老年人健康管理的程序是：

（一）收集资料

1. **个人基本情况**　基本情况包括老年人姓名、性别、年龄、婚姻状况、民族、职业、籍贯、家庭住址、文化程度、宗教信仰、医保情况等。

2. **目前健康状况**　包括疾病史、家族史、生活方式（饮食习惯、活动锻炼、吸烟饮酒等）。

3. 体格检查 包括老年人一般状况（身高、体重、生命体征、意识状态、智力情况、身体各个组织部位的检查、老年人处理日常生活能力的检查等）。

4. 辅助检查 包括实验室检查和心电图检查等，辅助检查是诊断老年疾病的重要依据，但是应注意区别老年人的异常改变是由生理性老化引起，还是由病理性改变所致。

（二）风险评估

风险评估即根据所收集的健康信息，对老年人的健康状况及未来患病或死亡的危险性进行量化评估，从而帮助老年人综合认识健康风险因素。并做出随访跟踪计划，对其效果进行评估。

（三）健康干预

在前两部分的基础上，健康管理师可以帮助老年人制定个性化的健康干预计划，通过参加专项健康讲座、慢性病防治措施、生活跟踪指导等多种形式，帮助老年人纠正不良的生活方式和习惯，控制健康危险因素，改善健康状况，实现老年人健康管理目标。

三、老年人健康管理的目的和意义

（一）老年人健康管理的目的

对老年人进行健康管理，是为了调动老年人的自觉性和主动性，对健康问题和疾病做到早发现、早诊断和早治疗，使老年人更好地维护健康、促进健康和恢复健康，延长健康预期寿命，实现健康老龄化。

（二）老年人健康管理的意义

1. 有利于和谐社会构建 我国老龄化问题越来越凸显，对老年人进行健康管理可有效促进老年人健康，减少疾病的发生和发展，减轻子女和社会负担，老年人生活幸福、家庭和睦，社会就会更加有序和谐。

2. 防控疾病危险因素 健康管理实施"战略前移"，从疾病发生的"上游"入手，即对疾病发生的危险因素实行有效的控制与管理，对预防和控制慢性病的发生发展起到了重要的作用。

3. 降低成本，节约资源 老年人健康管理重视老年疾病的预防和卫生保健功能，是一种前瞻性的卫生服务模式，可降低老年人的医药支出，节约卫生资源，可减轻个人、家庭和社会的负担及压力。

4. 促进健康管理发展 政府通过一些政策、方针、法律的制定，来引导和规范各项健康管理服务工作，完善老年人健康管理模式，并提高老年人健康管理的效率，从而促进老年人健康管理的发展。

四、老年人的自我健康管理

世界卫生组织在 21 世纪的健康箴言中提醒人们：最好的医生是自己。要想健康长寿，就要进行自我健康管理。

（一）自我健康管理的概念

自我健康管理是指自己对自己身体的健康信息和健康危险因素进行分析、预测和预防的全过程，其管理手段是借助健康量表、健康评估软件或健康信息系统，随时监测自己的健康信息，掌握健康状况。

（二）自我健康管理的内涵

自我健康管理对未患疾病的人而言是一种保持健康状态的能力，是健康维护和健康促进的过程，包括对自身健康状况的了解、对健康知识的认识和健康生活方式的选择等。自我健康管理对患病的人而言是处理慢性病所必需的能力，包括对疾病症状的认识、治疗以及生活方式的改变等。对老年人进行自我健康管理，可帮助老年人树立正确的健康信念，由被动地接受保健卫生服务变为主动地管理自己的健康，使老年人能为自己的健康负责任。

（三）老年人自我健康管理的内容

1. 树立信心　老年人的健康需求与自我感觉健康状况和身体功能状态密切相关。随着年龄逐渐增大、器官和功能逐渐老化及慢性病的出现，使老年人切实体会到健康危机，产生自我健康管理的迫切需求。我们要根据老年人的体质、生活习惯、疾病特点和能力，制定切实可行的健康目标和计划。在实施过程中不断总结、调整，以提高老年人自我健康管理的积极性和信心。

2. 自我监测　老年人可通过多种途径学习健康保健知识，通过"视、听、嗅、触"等方法观察和监测自己的健康状况，及时发现疾病及变化，有利于疾病早期和及时诊治。自我监测的内容有生命体征监测和身体功能监测，如老年人学会正确使用电子血压计并了解血压的正常值范围。在家里或定期去社区卫生服务中心进行血压测量；指导老年人认识机体各系统功能的变化情况，如观察疼痛的部位、性质和特征；学会自我观察的技巧，随时注意和监测自己身体发生的变化。

3. 自我发现　认识疾病症状与先兆，如感到胸闷、心前区疼痛或在剧烈活动后心悸加重，甚至有脉搏漏跳时，应及时到医院进行心脏检查；咳嗽、咳痰可能是呼吸道感染；头晕头痛伴有肢体麻木或无力，可能是脑血管疾病；排尿异常如尿频、尿急、尿痛、排尿不尽感，可能是男性前列腺肥大或前列腺肿瘤压迫尿道或女性泌尿系感染；眼睑浮肿怀疑肾脏疾病的可能；进食发噎并且愈来愈重，可能是食道肿瘤的征兆；痰、粪便、尿、鼻涕中带有血丝、血点或血块时，都应及时就诊检查。老年人切记不要讳疾忌医、心存侥幸，或因考虑费用而延误疾病诊治。

4. **遵医嘱治疗** 老年人常患多种疾病，需要长期药物治疗。老年人一定要在正规医院诊治，并在专业医生的指导下遵医嘱用药。意识清楚的老人应了解常用药品的用途、用法和用量，记录用药反应和效果，便于医生及时调整治疗方案。

5. **自我预防** 老年人自我预防内容包括：建立健康的生活方式、保持良好的心理状态及社会适应能力、合理膳食、营养均衡、适度的身体锻炼、定期主动体检等。

6. **自我急救** 老年人应熟悉120急救电话，患有心绞痛的老年人应随身携带急救药物，患有心肺疾病的老年人家中应常备氧气装置。老年人如果外出应随身携带急救卡，卡上写明老年人的姓名、家属的联系电话、血型、主要疾病、用药情况、定点医院等。

社区老年人健康管理是健康管理师和社区医护人员通过对影响老年人健康的危险因素进行评估，指导和帮助老年人采取有效预防和干预措施，控制社区老年人慢性病的发展，指导残疾患者的康复工作，并宣传健康知识，倡导健康的生活方式和理念，以达到预防疾病，维护和促进老年人健康的目的（详细内容见《社区护理学》）。

五、老年人的健康体检

老年人如何健康长寿，自我健康管理至关重要，而健康体检是健康管理的第一步，其目的是了解自己的健康状况，早发现、早干预，用最小的投入达到最佳的健康效果。目前我国已开展每年对老年人进行免费体检1次的项目。

（一）健康体检的概念

健康体检（medical examination）是通过医学的手段对受检者进行身体检查，以了解健康状况和早期发现疾病线索和健康隐患的诊疗行为。四级常规体检包括：

1. **一级体检** 一级体检指依靠自己的感觉，对身体状况作出判断。

2. **二级体检** 二级体检即常规健康体检，通过到医院、体检中心检查，来了解器官的生理状态、临床状态和肿瘤状态。

3. **三级体检** 三级体检由专家判断，可预见将来身体是否会出现异常，或者根据你的生活习性，做一些针对性的预防。

4. **四级体检** 四级体检是通过基因芯片，了解将来发生疾病的可能性，但由于现在的医疗技术水平，尚不能实现此项体检技术。

（二）健康体检的内容

1. **常规内容** 包括体温、脉搏、呼吸、血压、身高、体重、皮肤、口腔、眼睛、耳鼻、浅表淋巴结、心脏、肺部、腹部及四肢的体检等。

2. **重点内容** 是针对老年人群必查的项目。

（1）**心脑血管方面** 是老年人健康体检的重点内容。包括：①体重：肥胖的患者往往患有代谢综合征；体重短时间内下降明显者往往有肿瘤的可能。②血脂、血压和血糖：三项指标值增高提示心脑血管疾病的发生。高血压是冠心病发病的诱因之一，血压经常处于高峰，容易发生脑血管意外。③心电图：可了解心肌供血情况、心律失常等心脏疾病。④眼科：常规检查可早发现老年性白内障、原发性青光眼等眼科疾病；患有高血压、冠心病及糖尿病的患者，可通过查眼底检查发现动脉是否硬化及其程度。⑤颈动脉超声：判断动脉粥样硬化病变及程度，对预防脑血管疾病意义重大。

（2）恶性肿瘤方面　包括：①血常规：进行性贫血提示可能有恶性肿瘤的发生。②超声检查：可以发现不同部位的肿瘤，比如：肝脏、肾脏、子宫等。③大便常规检查：大便潜血试验可以检测消化道肿瘤的发生。④查体：触摸有无淋巴结肿大、乳房肿块、甲状腺病变等。⑤肛门指检：可以发现肠道病变。⑥监测肿瘤指标：甲胎蛋白的检查，其指标升高则提示肝癌的可能；癌胚抗原的检查，其指标升高则提示消化道肿瘤和肺癌的可能。

（三）健康体检的注意事项

1. 老年人定期体检有利于早期发现病情，应把内科、神经内科作为必查项目。
2. 根据个人体质适当增加体检内容，如胃肠镜检查、骨密度检测等。
3. 不能忽视老年女性全面的妇科检查，老年男性也要重视前列腺检查。
4. 认真阅读和执行健康体检前的注意事项及要求。
5. 保留每一次健康体检的资料，以便对照和动态观察。
6. 建议老年人每年做 1~2 次健康体检。

知识拓展

老年人体检异常检出率

《2012 中国城市居民健康白皮书》调查显示，在对 60 岁至 80 岁的老人体检时发现，骨量减少、骨质疏松异常检出率居首位，占 66%；其次是老年颈动脉粥样硬化和眼底动脉硬化，发生率分别为 64% 和 51%，且随年龄增长而增高，总发生率男性显著高于女性。其他体检异常检出率依次是体重偏高、血脂异常、白内障、脂肪肝、血压高、血糖高、尿酸高和心电图异常。结果表明，老年人群的高发病不仅与老龄退行性变和代谢率下降有关，还与老年人社会交往减少、孤独等负向情绪增多，压力增大，户外活动减少及热量摄入过多等不良生活方式等综合因素有关。

第二节　老年人的养老模式

随着全球人口老龄化社会的到来，养老问题及养老模式日益受到关注和重视。长期以来，我国实行以家庭养老为主的养老模式，但随着计划生育基本国策的实施，以及经济社会的转型，家庭规模日趋小型化，"4 - 2 - 1"家庭结构日益普遍，空巢家庭不断增多。家庭规模的缩小和结构变化使其养老功能不断弱化，对专业化养老机构和社区服务的需求与日俱增。为此我国政府提出了构建"以居家养老为基础、社区养老为依托、机构养老为支撑的社会养老服务体系"。

一、养老模式的概念和形式

（一）养老模式的概念

养老就是给予老年人经济上的供养、日常生活上的照料和精神上的慰藉。"养老模式"（pension model）是指养老经济供给、养老服务来源及养老地点上所具有的特征与存在形式。

（二）养老模式的形式

以养老地点为标准，养老方式分为居家养老、社区养老和机构养老；以养老资金来源为标准，分为个人养老、政府养老和社会养老。随着社会的发展、经济水平的提高和养老形式所需，近些年出现了许多时尚养老模式，如异地养老、候鸟式养老、旅游养老、休闲度假养老、乡村养老和以房养老等。

二、我国的养老模式

目前我国养老推行"9073"养老模式：即90%的老年人通过自我照料和社会化服务实现居家养老，7%的老年人通过社区组织提供的各种专业化服务实现社区照料养老，3%的老年人通过入住养老机构实现集中养老。无论哪一种养老模式都应着眼于老年人的实际需求，优先保障孤老优抚对象及低收入的高龄、独居、失能等困难老年人的服务需求，兼顾全体老年人对改善和提高养老服务条件的要求。

（一）居家养老模式

居家养老模式是指老年人居住在家中，由专业人员或家人及社区医护人员对老人提供服务和照顾的一种新型社会化养老模式。居家养老模式是以老年人居住的家庭为主要服务场地，主要依托社区，以社区卫生服务为保障，以政府的经济扶持为财政保障，把社区对老年人的卫生服务延伸到家庭中去，为老年人提供基本生活照顾、疾病的照顾、康复和心理照顾等。

传统的居家养老模式是家庭承担赡养老年人的责任，实质是完全由子女来提供包括经济、生活和精神慰藉的照顾，是一种代际间的养老转移，以家庭为载体，通过"父母养育子女，子女赡养父母"的反馈模式，自然地实现保障功能、完成养老过程。

社会化的居家养老模式是指为老年人提供服务的可以是社区、居家养老服务机构、老年公寓、托老所的医疗保健、护理、家政服务等人员和志愿者。主要服务形式：对于身体状况较好的，生活能自理的老年人可以选择日托机构，白天由家人或日托机构接送到日托机构，晚上再接回家，与子女住在一起；对于身体状况较差者、生活不能自理的老年人根据自身护理服务需求，由居家养老服务机构或养老机构派出护理服务人员，深入家庭提供护理或生活照顾，以满足老人的照顾需求。

居家养老提供的护理内容包括3个方面：①生活护理，即为老人提供包括刷牙、漱口、洗脸、擦身、洗澡、洗脚、协助大小便、喂水喂饭、穿衣脱衣等护理；②执行某些医疗护理，按时给药、打针、换药等；③按老人的需要，开展心理疏导、心理护理，包括为老人读书、读报、讲故事、谈心、聊天及有针对性地进行心理疏导。

居家养老模式是目前我国主要的养老模式，是老年人和家属最愿意接受的养老照顾模式，也是体现我国传统文化中孝道的一种形式。

1. 居家养老模式的优势

（1）感受家庭温暖　老年人居住在自己熟悉的家庭环境中，能得到亲人和子女的贴心照顾，可享受儿孙绕膝的天伦之乐，并感受着家庭的温暖和幸福。

（2）有利于社会和谐稳定　居家养老模式可以有效地解决老年人的养老问题，在一定程度上可减轻儿女的负担、推动和谐社区的建设和社会的稳定发展，并形成尊老、敬老、爱老、助老的社会风气。

（3）经济实惠费用低　居家养老模式是以老年人居住的家庭为场所、在家属的参与下提供服务，所以相对机构养老的费用要低，是农村养老和低收入家庭养老的首选方式。

（4）减轻社会和机构养老压力　缓解养老机构不足的问题。

2. 居家养老模式存在的问题

（1）服务内容落实不够　家庭和社区沟通少，工作对接存在缺陷，导致多项服务内容不能开展，对老年人生活带来很多不便。

（2）资金支持不足　社区卫生服务资金来源主要是政府提供，政府加大资金投入，社会福利及慈善救助的加入，会提高老年人服务质量，满足老年人多方面照顾的需求。

（3）服务内容相对单一　不能满足不同疾病老年人的服务需求。

（二）社区养老模式

社区养老模式是将居家养老和机构养老两种养老模式的特点有机结合起来，即居家养老的以家庭为核心、机构养老的以专业医疗机构为核心，注重老年人的生理和心理特点，充分调动老年人的主观能动性，以促进老年人健康。社区养老模式将老年人的居所集中打造成养老社区，老年人居住在自己的家中，周边是熟悉的环境，同时养老社区还将医疗护理机构纳入其中。

1. 社区养老模式的优势

（1）提供温馨的居住环境。

（2）社区医院、护理机构、家庭子女在养老社区中相互配合，提高老年人晚年的生活质量。

（3）具有先进的护理理念，明确老年人的主体地位。

（4）充分发挥社区功能，打造自然、舒适的养老环境。

2. 社区养老模式存在的问题

（1）缺乏专业的医护人才。社区医护人才需要掌握各方面的医疗护理知识，才能满足社区老年人多种疾病对医疗护理的需求。

（2）建设养老社区和维持社区养老的功能需要大量的资金。

（3）社区医院规模小，只能提供局限性的医疗护理服务。

（三）机构养老模式

机构养老模式是指老年人居住在专业的养老机构中，由专业的服务人员提供全方位、专业化的服务，是社会普遍认可的一种社会养老模式。适合于高龄老年人、身患多种疾病的老年人和无人照顾的老年人。机构养老有 3 个基本的含义：①老年人的养老场所是在各个养老机构，而不是在自己家庭里度过晚年；②老年人在养老机构享受专业化的照顾服务，以生活照顾服务为主；③为老年人提供服务的是机构中的工作人员，而不是家属，是社会的力量。

最初的养老机构仅仅是养老院，但随着人们生活水平的提高，逐渐出现了福利院、托老所、老年公寓、敬老院、临终关怀院等养老机构。这些机构为老年人提供基本生活照顾服务，包括饮食、打扫卫生、洗衣、洗澡、专业化的医疗护理、保健工作和精神慰藉等方面的服务。还有老年人各种娱乐活动项目，如活动室、健身房、阅览室等，可丰富老年人的精神文化生活，提高老年人的生活质量。

机构养老是我国重要的养老模式，具有支撑地位。我国 2013 年各类养老服务机构有 4.24 万个，拥有床位 493.7 万张，每千名老年人拥有养老床位 24.4 张。按国际标准平均每千名老年人拥有养老床位 50 张，因此，我国老年机构养老床位存在不足，不能满足机构养老发展的需求。

1. 机构养老模式的优势

（1）服务专业化，生活有安全感　养老机构服务人员 24 小时提供全面的、专业化的照顾和医疗护理工作。

（2）居住环境好　无障碍的居住条件和生活配套设施保障，使老年人生活更加便利和安全。

（3）休闲时间多，集体生活能排解孤独　养老机构安排丰富的文化生活和组织各种老年活动，可解除老年人的孤独感，从而提高老年人的生活质量。

（4）减轻子女负担　老年人进入养老机构中生活，有利于子女更好的工作和生活，可减轻子女的压力。

2. 机构养老模式存在的问题

（1）供不应求或入住率低　由于公立和社会福利养老机构不足，民办养老机构费用高，造成了一方面的供不应求，另一方面住不起、住不满的资源浪费。

（2）养、护、医、送四大功能分离　我国养老机构服务功能结构单一，没有实现功能分类。护理型养老机构少，养老机构缺乏医务室和专业的医疗人员或专业的老年护理人员。这样导致老年机构以老年人养老为主，而忽视了老年人疾病的预防和治疗功能。

（3）缺乏居家认同的亲情和滋养　家是老年人生活一辈子的地方，是有感情的地方，老年人不适应养老机构的一个重要原因是缺乏家的感觉和自由。老年人在养老机构过得是标准化的集体生活，虽满足了物质生活上的需求，但缺乏了亲情与天伦之乐。

（四）农村养老模式

我国农村老年人口偏多，多数是空巢、留守、丧偶老年人和隔代老年人家庭。现在及未来很长一段时间内，农村老年人仍然以家庭养老为最主要的养老方式。我国政府提出并实施在农村结合城镇化发展和新农村建设，以乡镇敬老院为基础，建设日间照料和短期托养的养老床位，并逐步向区域性养老服务中心转变，向留守老年人及其他有需要的老年人提供日间照料、短期托养、配餐等服务措施。并依托村民自治和集体经济，积极探索农村互助养老新模式。目前已建立了农村幸福院、五保村、社区日间照料中心、家庭自我养老与家庭互助型养老相结合的模式等，可满足多样化的养老服务需求，以解决农村养老的问题。

知识拓展

医养结合服务模式

"医养结合服务模式"是养老服务的充实和提高，是将老年人健康医疗服务放在更加重要的位置，以区别传统的单纯为老年人提供基本生活需求的养老服务。这一模式既包括传统的生活护理服务、精神心理服务、老年文化服务，更重要的是包括医疗康复保健服务，具体有医疗服务、健康咨询服务、健康检查服务、疾病诊治和护理服务、大病康复服务及临终关怀服务等。

三、国外养老模式简介

目前全球面临老龄化社会的到来，各个国家依照不同的国情和经济状况，建立了适合本国发展的养老方式。由于发达国家比我国更早地进入老龄化社会，所以养老模式发展和改革比较成熟。

（一）瑞典

1947 年，瑞典正式确立了养老保险制度，这一制度实现了全民普惠养老保障的目标，被称为世界上最佳的养老国度。瑞典的养老保险制度，包括三大支柱。①第一支柱：基本养老保险，所有人必须缴纳，是保障老年人最低生活水平的强制性保险。②第二支柱：企业职工保险，公司和雇主根据员工年龄和性别缴纳不等数额的职工保险，可以保障老年人退休后较高质量的生活水平。③第三支柱：个人养老保险，居民自愿参保，可以保证老年人高质量的生活水平。在完善的养老保险制度下，瑞典形成了比较成熟的养老模式，即居家养老、社区养老、机构养老，居民可自愿选择养老模式。养老机构一般接收失去生活能力的孤寡老年人，老年人的生活和医疗都有专业的人员进行照护。瑞典特殊照顾机构是日间照料机构，即老人早上由班车接到养老院，下午再由班车送回家。目前瑞典政府大力推行的是更具人性化的居家养老模式，在老年人生活的家庭中按需要提供全天候服务，包括：个人卫生、安全警报、看护、送饭、陪同散步等。

（二）日本

日本是世界上最为典型的"老龄国家"，根据日本总务省发布的数据显示，截至2013年10月1日，日本65岁及以上的老人达到3190万，首次突破人口总数的1/4，达到25.1%。在众多工业化国家当中，日本迅速从一个充满活力的国家转变为老龄化国家。日本是典型的东方国家，家庭养老发挥着积极的作用。但随着人口老龄化、少子化问题的日益突出，家庭养老压力越来越大，日本的养老逐渐依靠社会养老，于是出现了社会化、市场化、产业化的养老模式。

日本养老事业和养老产业的出现完善了日本的养老服务体系。养老事业是政府主办的，政府提供公共物品、公共服务，为老年人提供部分基本的生活服务。日本从2004年开始实行"看护保险制度"，对象是40岁以上的人缴纳一定数额的保险，以后需要看护照顾时可以享受看护保险制度所提供的不同等级的看护服务。日本的看护服务包括两种类型：一种是养老机构提供的服务，比如特别养护老人院、老人保健机构和疗养型病床；另一种是上门服务，如上门洗澡服务、医生上门进行疗养指导、护士和保健师上门进行护理指导等。看护费用由自己承担10%，其他由看护保险承担。养老产业是以高龄者为对象，为其提供高层次文化、生活服务，并向老年人提供商品和服务的民间营利事业活动的总称，可适应老龄化社会的老年人对多种福利的需求。

（三）美国

美国在20世纪40年代就已经进入了老龄化社会，在应对人口老龄化方面积累了丰富的经验。有成熟的养老模式，主要有居家养老模式和机构养老模式，美国还开创了"以房养老"模式的先河。美国的"以房养老"模式非常成熟，被美国人认为是最有效的养老模式。机构养老主要指的是养老社区，一般分为5类：活跃成年人退休社区、生活自理型社区、生活协助型社区、特殊护理社区和混合型持续护理退休社区。美国政府对居家养老出台了相关扶持政策，保障了老年人居家养老的质量，同时居家养老也缓解了美国财政资金的压力，目前在美国，居家养老模式也开始流行。

第三节　老年人的养老规划

病例导入

　　55 岁的陈阿姨今年 4 月份高高兴兴、信心满满地在单位办理了正式退休手续。10 年前通过学习意识到了养老规划的重要性和必要性，就开始实施了具体的养老计划，如购买了一份商业养老保险、每月定期储蓄、每天锻炼身体、定期参加健康讲座、学习绘画等。

　　请思考：

　　如何做好养老规划而实现有品质的老年生活？

　　老年是人生重要的转折阶段，在机体功能老化，经济收入减少，医疗资源支出增多的情况下，未雨绸缪，提前做好科学合理的养老规划，可以拥有一个老有所养、老有所依、老有所医、老有所学、老有所为、老有所乐的幸福晚年生活。

一、养老规划的概念、方法和意义

（一）概念

　　养老规划（pension plan）是人生规划的重要组成部分，是根据老年期需求而制定的全面长远的发展计划和行动方案。具体包括养老资产规划、退休后生活规划、如何养老（养老资金、地点和方式）等问题。

（二）方法

　　养老规划有三字诀：早、全、足。

　　1. 早——早规划　要想过上有品质的晚年生活，在经济能力允许的情况下，越早越好，越早越轻松，最好是在年轻时就做好规划。

　　2. 全——考虑全　筹备养老资金不仅仅是满足衣食住行的问题，还要考虑到医疗保健费用、休闲娱乐费用、意外风险等问题，甚至还要考虑到未来通货膨胀的问题。

　　3. 足——保障足　老年生活的一切费用支出都存在不确定的问题，无法精确计算，所以我们在准备全的基础上还要多做准备，做足保障以防意外事件的发生。

（三）意义

　　做好养老规划可保证老年生活物质充足、精神生活丰富和享受专业的医疗保健，能帮助老年人拥有一个自立、有尊严、高品质的幸福晚年生活，并充分享受无忧无虑的金色时光。

二、养老规划的内容

1. **基本生活保障**　包括衣、食、住、行、水、电、暖等物质生活类。社保能保证老年人的基本生活需求，但是无法满足未来的品质生活。若在年轻时候经济允许的条件下早买房、支付养老保险、定期储蓄或投资理财，可实现富足养老。

2. **日常生活照料保障**　当老年人日常生活能力发生障碍而难以维持正常生活的时候，需要他人提供日常生活照料。由于家庭结构小型化，子女照顾老人面临着困难，要规划好未来是依靠家人还是社会来照顾，以及如何照顾的问题。

3. **疾病治疗保障**　老年人患病率、发病率都高于其他年龄组人群，医疗费用支出高。除参加社会医疗保险外，有条件者可提前购买商业医疗保险以解决疾病花费大的难题。

4. **康复保健保障**　硬朗的身体对老年人来说就是财富、本钱，也是对子女们最大的付出和支持，对身体的健康和保健提前做出规划，如参加健康讲座、定期体检、加强营养、坚持锻炼、注重养生和中医药保健等。

5. **精神慰藉保障**　老年人要注重心理调节和精神需求，有意识地提前培养兴趣爱好，如：写字、作画、看书、会友、旅游、棋牌娱乐及健身活动等，既充实自己的生活、陶冶情操，又可令身心健康。

知识拓展

老年人的"八宝"

老年人有"八宝"，即：①老伴：有知心老伴相伴；②老窝：有属于自己的家；③老底：要有点积蓄；④老本：健康是本钱；⑤老友：常与朋友来往；⑥老来乐：保持快乐的心态；⑦老好人：有个好脾气；⑧老来俏：时尚俏丽添精神。

三、老年人的长寿规划

"21世纪是长寿时代"——这是前联合国秘书长安南在1998年"国际老年人启动年"启动仪式上正式向全世界宣布的。这是社会的进步、历史的必然和人类的追求，长寿时代的一个重要特征，就是百岁老人的大量涌现。

（一）长寿的影响因素

1. **遗传因素**　大部分长寿者有家族遗传史，即长寿家族后代的寿命比普通家族后代寿命长；女性的平均寿命比男性长；同卵双胞胎的孪生子，寿命长短接近。

2. **环境因素**　人类与自然环境相适应才能维持正常的生活活动，否则会引起疾病的发生。影响人类健康长寿的环境因素包括大气污染、土壤污染、水体污染、噪音污染、生物因素、社会因素等。

3. 生理因素　有研究发现女性平均期望寿命比男性长，身材矮小的比身材高大的寿命长。

4. 生活方式　世界卫生组织发布的健康公式是：

健康 = 15% 遗传 + 10% 社会因素 + 8% 医疗 + 7% 气候因素 + 60% 生活方式

由此看出，影响健康的主要因素是生活方式。健康的生活方式包括合理膳食、戒烟限酒、起居有常、适当运动等。

5. 心理因素　心理因素对生理功能会产生重大影响。专家研究发现，人在焦虑忧郁的时候，会抑制肠胃的蠕动，抑制消化腺体的分泌，引起食欲减退。发怒或突然受惊的时候，呼吸短促、加快，心跳激烈，血压升高，血糖增加，血液含氧量增加。突然惊恐使时甚至会出现暂时性的呼吸中断，心电图会发生波形明显改变。我国中医也有"喜伤心，思伤脾，怒伤肝，忧伤肺，恐伤肾"之说。因此，老年人面临丧偶的痛苦、退休的压力等问题时，如果心理失衡就会导致疾病的发生和发展而影响长寿。

6. 婚姻生活　婚姻美满有益健康长寿。有研究发现，单身者比婚配者、丧偶者比白头偕老者、离婚者比不离婚者死亡率高。老年人体力尚健康者，规律的性生活能刺激激素的增长，性激素有延缓衰老的作用，对延年益寿十分重要。

（二）长寿规划

1. 长寿规划的制定　长寿规划是人们为了长寿而制定的计划和行动方案。健康是人类实现延缓衰老、延年益寿的必然途径，没有健康就没有长寿，因此制定长寿规划实质上是制定健康计划，其内容主要包括：合理膳食、适量运动、戒烟限酒、建立健康的生活方式、调节心理、完善人格、适应社会及环境。除此之外还包括养老的保障及养老的地点、环境和模式等规划。

2. 健康养生保健促长寿应遵循的原则　人活百岁是可以实现的梦想。为了这一目标，很多老年人甚至年轻人都开始学习养生保健，并积极付诸行动。但是无论实施哪些方法，都要遵循以下客观规律和原则：

（1）持之以恒　坚持有益的健康养生保健及锻炼方法，只有坚持不懈才能产生强身健体的效果。

（2）顺其自然　学会遵循、顺应和符合大自然的规律，使生命完成自然的过程。

（3）适度养生　老年人不论在锻炼、饮食、调节心理情志等方面都应该适度，要按照老年人的生理特点，从实际出发，遵循生活活动规律，避免过度或不足。

（4）科学养生　用最科学的养生理论、方法实现健康长寿，远离非科学的、带迷信色彩的长寿方法。从高龄老年人群体中寻找养生经验，是一种行之有效的科学养生准则。

（5）因人而异　老年人因年龄、性别、体质、疾病特点和所处的地域环境不同，不能一味地追求同一种养生保健方法，更不能盲目效仿，要结合自身特点，根据当地自然条件和环境状况，寻找适合自己的养生方法。

（三）长寿之乡及长寿经验

1. 长寿之乡 世界范围内有许多长寿老人集中生活在一定区域内。中国有 27 个长寿乡，如广西巴马，山清水秀、环境优美、温湿度适宜、空气质量好，是天然养生的好地方。据统计，巴马约有 86% 的百岁老人一生没有到医院看过病，当地人几乎没有高血压、糖尿病、心脑血管病，更没有人患癌症。

中国老年学学会用 15 项指标评审"中国长寿之乡"，包括 12 项考核指标和 3 项必须达到的指标。3 项必须指标为：一是全区域连续 3 年百岁老人占总人口的比例在十万分之一以上；二是全区域人口平均预期寿命高于全国平均水平，达到 76.8 岁；三是 80 岁及以上高龄老人占 60 岁及以上人口的比例达到 14%。

2. 长寿经验 通过总结长寿村长寿老人的生活经验，可发现长寿有共同的秘诀：①性格开朗、积极乐观；②热爱劳动，年轻时候经常从事体力劳动，年纪大了仍然从事轻体力劳动；③饮食以杂粮、蔬菜、天然无公害食物为主，食物吃的比较杂但是量不多；④常年喝茶，适量饮酒；⑤笑口常开；⑥与儿孙生活在一起，有和睦的婚姻、幸福的家庭生活；⑦坚持每天运动；⑧能正确处理生活中的压力，不会让压力变成心理问题进而影响健康。

知识拓展

乾隆皇帝的养生诀

乾隆皇帝在位 60 年，活了 89 岁，经历了康熙、雍正、乾隆、嘉庆 4 朝，是皇帝中寿命最长者。其健康长寿得益于他的 42 字养生诀："齿常叩，津常咽，耳常弹，鼻常揉，腿常运，面常擦，足常摩，腹常旋，腰常伸，肛常提，食勿言，卧勿语，饮勿醉，色勿迷。"

思考题

1. 老年人健康管理的目的和意义是什么？
2. 老年人应该怎样进行自我健康管理？
3. 什么是养老模式？我国的养老模式有哪些特点？
4. 长寿老人的共同秘诀有哪些？

第三章　老年人常见的心理问题 与精神障碍的护理

 学习目标

1. 掌握老年人常见的心理问题及精神障碍的概念和主要护理措施。
2. 熟悉老年人常见的心理问题及精神障碍的病因、临床特点和护理诊断。
3. 了解老年人常见的心理问题及精神障碍的健康指导。

病例导入

　　高先生，61 岁，去年从局级领导岗位退休。过去热衷于繁忙的工作，并作为他的全部生活寄托。退休后他感到生活无聊乏味、情绪郁闷、不愿主动与人交往。家人曾劝他早晨出去活动一下身体，可他有好多次竟不自觉、习惯地走到了原来的机关附近。当他猛然醒悟自己已不需再去上班时，心中会出现一阵强烈的失落感。

　　问题：

　　高先生出现了什么心理问题？应该采取哪些心理护理措施？

　　进入老年期，面对生理功能的逐渐衰退、权利和能力的丧失、疾病的困扰、生活事件的发生等问题时，许多老年人会产生烦恼、紧张和痛苦，若不能及时解决，会引起孤独、自卑、恐惧等心理问题的出现，进一步可导致焦虑症、抑郁症等精神障碍的发生，影响了老人的身心健康，进而加快老化进程，加重病情，甚至威胁到生命。近年来老年人的心理问题逐渐增多，老年期心理疾病及精神障碍的患病率呈明显增高趋势。因此，如何提高老年人的心理健康水平，使老年人在身心愉悦的状态下度过自己的晚年生活，已成为老年人心理护理的重要内容。

第一节　老年人的心理变化

　　老年人的心理变化是指老年人心理能力和心理特征的改变。老年人都有着不同程度的心理困扰，会出现不同的心理变化，并导致在情绪、行为、生活等方面的改变。具有健康心理状态的老人可正确对待事情和问题并积极调整，但消极的心理状态会导致心理问题的发生。

一、老年人心理变化的特点

随着年龄的增长，生理功能的减退，一般老年人心理承受能力会出现一定程度的降低，遇到日常生活突变或困难、挫折时，情绪反应激烈，心理变化明显。其特点有以下几个方面：

1. 体衰消沉　生理上的衰老会导致老人体力和精力的不足，出现年老体衰，由此引起意志衰退、情绪消沉，不但会加速衰老，还会导致疾病的发生发展。

2. 孤独依赖　老人闲居在家，与儿女分开居住，社交活动缺少等原因，可导致老年人孤独、凄凉、空虚感，做事信心不足，事事依赖别人去做。长期的依赖心理，会使其情绪不稳，感觉退化。

3. 固执保守　固守自己的观点，与晚辈及现实生活有距离，适应社会生活的能力下降。

4. 怀旧唠叨　老年期普遍有怀旧心理，由于精力有限，心有余力不足，常借助语言表达自己，爱唠叨，喜欢谈陈年旧事，是为得到心理上的慰藉，以填补现实生活的空虚。

5. 情绪多变　老年期是人生的"丧失期"，如丧失工作、权力、甚至健康等。其情绪趋于低沉消极、易激动，甚至对现实抱有对立的情绪。

6. 人老健忘　健忘主要是近事记忆障碍（又称近事遗忘），但是对于许多陈年往事却记忆犹新。当老年人的大脑发生器质性疾病时，会影响远事记忆。

7. 睡眠失调　睡眠失调是老年人大脑功能自然衰退的征兆。常见的睡眠失调状况有：入睡困难、睡眠浅、易惊醒、睡眠时间不足，甚至出现睡眠颠倒现象。

知识拓展

老年人的智力一定衰退吗?

智力是指个人学习、保持知识和进行判断推理以应付新环境的能力。对新事物的学习能力称液态智力，如运算速度、近事记忆、注意力等，液态智力随年龄增长逐渐减退。晶态智力指与文化知识和经验积累有关的言语能力、判断力、比较能力、抽象概括能力、分析问题及解决问题的能力等，不随年龄增长而减退。所以，老年人在智力方面不一定都衰退。

二、老年人心理变化的影响因素

（一）衰老因素

进入到老年期，身体衰老是引起老年人心理变化最早和最直接的因素。个体的衰老是不可避免的，疾病的发生发展也在增加，其最终结果是死亡。这些对老年人的心理影响是转折性的、持久性的和冲击性的。

1. 生理老化 人到老年，各系统器官逐渐老化，生理功能逐渐减退，如视力、听力下降、反应迟钝、记忆力下降、体力下降、精力不足等，对老年人的心理可造成力不从心、老而无用等较大的负面影响。

2. 疾病增加 进入老年期，机体对疾病的抵抗力和对环境的适应能力都在明显的下降，极易引起各种疾病，尤其是高血压、糖尿病、心脑血管疾病及癌症等发病率不断增加，不但给老年人的生活带来很大困窘，甚至使其失去自理能力，更使老年人深感焦虑、悲伤、恐惧，甚至绝望。

3. 死亡临近 身体的日渐老化和疾病的不断发生，以及同龄人相继去世，使老年人感到生命有限，与死亡越来越近，对死亡产生恐惧。有些老年人还会出现焦虑、抑郁及悲观等心理状态。

（二）家庭因素

离退休之后，老年人的生活范围退回到家庭之中，家庭是其主要的活动场所及精神寄托。因此，家庭环境状况对老年人的心理状态会产生重要影响。

1. 家庭结构 随着社会经济的发展，家庭规模逐渐缩小，尤其是单亲家庭、无子女家庭、丧偶、再婚、家庭成员失业、残疾或子女结婚后独立生活等情景下。老年人会陷入精神上、经济上的困境，感到孤单、寂寞，或忍受思念儿孙之苦等。

2. 家庭关系 家庭成员的人际关系对老年人的心理变化影响甚大。家庭中夫妻和睦，子孙孝敬，老年人常与子女晚辈交流，共享天伦之乐，可避免产生孤独感，并减少自卑感等。相反家庭不和，纠纷不断，反复冲突会严重影响老年人的身心健康。

3. 家庭经济 人到老年，如果经济条件优越，有足够的养老金和储蓄，则使其有自尊、自信、安全感。反之，经济拮据，容易让老年人产生焦虑不安、担忧无助。特别是一些老年人疾病缠身，缺钱医治，处境就更加艰难，进而丧失信心，甚至绝望。

（三）个人因素

老年人是否能以正常的心理状态适应老年生活，与个人遗传、文化程度、自身修养、道德伦理观念、理想与信仰及人格类型等也有很大的关系。老年人常见的人格类型有以下5种：

1. 成熟型 对人生抱有乐观态度，对未来充满希望，理解现实，顺其自然，积极参加社会活动，人际关系良好，生活充实幸福。

2. 安乐型（或称逍遥型） 接受和适应生活现状，享受着闲适的老年生活。不太喜欢参与社会事务，社交生活圈较为狭窄，但在物质和精神方面又期待着别人的援助和支持。

3. 防御型 不服老，总是精力充沛地进行各种活动，从意识上来逃避自己老龄化这一事实。只相信自己，事事必躬亲，对工作有过分的义务感和强烈的事业心，因而对年轻人抱有嫉妒和怨恨的心理。

4. 易怒型 很难接受老年的来临，对一生未能达到某些目标感到怨恨、绝望，将其原因归罪于别人。对现实生活不满，对人心怀怨恨，极度不安、忧郁和悲观是此类型人的显著特征。

5. 自责型 把自己的整个一生看成是完全失败的一生，将原因归罪于自己。悲观地面对老年生活，认为自己没有用，到老了又成为家人的累赘，自己活着也失去意义，认为死亡反而是一种解脱，最终导致老年忧郁症状或自杀倾向。

（四）社会因素

老年期是人生最后一个重要转折期，从忙碌奔波的职业角色转变为闲暇的家庭角色，从以工作为主的角色转变为以旁观为主的配角，这种社会地位的改变导致一些老年人在思想、人际关系、生活习惯等诸多方面产生不适应，从而引发各种心理上的变化，如自卑、烦躁、孤独等消极心理。此外，社会环境、福利状况、医疗保健等，对老年人的心理变化及其对生活的满意程度也造成了一定的影响。

第二节 老年人心理健康的维护

老年人的身体器官无法避免地进入衰退阶段，心理状态随之也受到巨大的负面影响，老年人是心理问题的高发人群。因此，关注老年人的心理问题，开展老年人的心理保健，对维护与促进老年人的心理健康意义重大。

一、心理健康的概念和标准

（一）心理健康的概念

心理健康（mental health）是指在身体、智能及情感上与他人心理健康不相矛盾的范围内，将个人心境发展到最佳状态。它包含两层含义：一是心理功能正常，没有心理疾病；二是个人的良好适应与充分发展。古人称"体壮为健，心怡为康"，即身体强壮称为"健"，心情愉快称为"康"，因此，健康两个字的意义是身体好和心情好。

（二）老年人心理健康的标准

心理健康标准是心理健康研究中的一个重点问题，目前还没有统一的标准。由于中西方文化的差异，西方老年心理健康标准倾向于"发展标准"，而中国老年心理健康标准倾向于"生存标准"。两种标准各有利弊，完美的老年心理健康标准是以社会健康为前提，即"生存标准"和"发展标准"两者的有机结合。

我国著名的老年心理学专家许淑莲教授认为老年人心理健康的标准是：①热爱生活和工作；②心情舒畅，精神愉快；③情绪稳定，适应能力强；④性格开朗，通情达理；⑤人际关系适应性强。

国外以马斯洛和密特尔曼修订的 10 条标准为：①有充分的安全感；②充分了解自己，并能对自己的能力做出恰当的估计；③有切合实际的目标和理想；④与现实环境保持接触；⑤能保持个性的完整与和谐；⑥具有从经验中学习的能力；⑦能保持良好的人际关系；⑧能适度地表达与控制自己的情绪；⑨在不违背集体意识的前提下有限度地发挥自己的才能与兴趣爱好；⑩在不违反社会道德规范下，能适当满足个人的基本需要。

综合国内外心理专家对老年人心理健康标准的研究，结合我国老年人的实际情况，可从以下 6 方面认定老年人心理健康：

1. 认知正常　是人正常生活的最基本的心理条件，是心理健康的首要标准，决定了老年人的社会功能和生活质量。主要表现为：感知觉及定向力正常，判断事物基本准确，不发生错觉，稍有衰退者可以通过适当的手段进行弥补，如戴眼镜、使用助听器等；记忆力正常，除良性遗忘（对事件的某些细节准确回忆存在困难）外，不出现明显的记忆损害；逻辑思维健全；具备一般的生活能力和社会常识，理性处事，具有准确的判断力及决策能力。

2. 情绪稳定　情感是人在社会实践活动中对客观事物的一种态度体验，是对事物好恶的一种心理倾向。情绪是情感的表现形式，老年人应始终保持知足常乐、通情达理、心情愉快的状态，使积极的情绪多于消极的情绪，并适度宣泄不愉快的心情，从而达到心境与情绪的平稳。

3. 关系融洽　在人际交往中乐于与人交往，乐于帮助他人，也乐于接受他人的帮助。能与家人保持情感上的融洽并得到家人发自内心的理解和尊重。与他人交往中以与人为善、和蔼可亲的态度出现，能客观地评价和接纳他人，有知己朋友。

4. 适应社会　正确认识社会，与外部环境保持联系，乐于理解和接受新事物，使心理行为能顺应社会改革的进步趋势，与时代前进的步伐保持协调一致。

5. 行为正常　能坚持正常的生活、工作、娱乐等活动，学习能力基本不变，始终坚持学习某一方面或几个方面的知识或技能，有正当的业余爱好，其一切行为符合自己的年龄特征及在各种场合的身份和角色。

6. 人格健全　以积极进取和乐观的生活态度对待人生；能够正确评价自己和外界事物，不固执己见，能有效控制自己的行为；意志坚强，处事有方，经得起外界事物的变化与压力；保持能力、兴趣、性格与气质等各个心理特征和谐而统一。

知识拓展

美国百岁老人心理的5个特点

美国全国百岁老年人工程创办者林恩·艾德勒女士，在采访几千名百岁老人后，归纳总结出百岁老人心理的5个特点：①热爱生活，有幽默感；②对任何事都具有积极而现实的态度；③有精神信仰；④个人的勇气；⑤在每个人生转折点都有重新安排生活的出众能力。

二、维护老年人心理健康的意义

1. 促进身体健康　健康心理有利于提高机体免疫功能，增强体质，延年益寿，可减少和延缓疾病的发生和发展。

2. 提高生活质量　心理健康可防止和延缓衰老过程，并提升信心和活力，增加生活情趣，能快乐地安享晚年生活。

3. 和谐家庭社会　有利于家庭幸福、融洽人际关系，并促进社会和谐稳定。

4. 防治心理疾病　良好的心理状态，能愉悦身心，提升心理健康水平，可阻止心理疾病的发生，能促进心理疾病的恢复。

5. 完善人格成长　自我整合获得完善感，积极面对人生，提升人生价值，更好地适应当前的老年生活、时代发展和社会环境。

知识拓展

身体健康和心理健康的衡量标准

用"五快"衡量机体的健康状况：食得快、说得快、走得快、睡得快、便得快；用"四良"衡量心理的健康状况：良好的个性、良好的处世能力、良好的人际关系和道德行为。

三、与老年人沟通交流的技巧

（一）非语言沟通的技巧

非语言沟通是指除了语言沟通之外，其他一切用来交换信息的方式，如手势、表情、触摸、身体姿势、倾听等。在沟通和交流的过程中，可起到辅助语言、表达情感和了解对象等作用。尤其在老人的语言功能逐渐退化，理解能力和表达能力也日渐迟钝时，非语言沟通就愈加重要。

1. **触摸** 触摸能满足老人的需要，使老人感到被关注和爱护，而让老人触摸他人或物品则可帮助其了解周围环境。对老人触摸时应注意：①尊重和了解老人的社会文化背景和个性，选择适合老人和老人允许的、可接受的方式；②渐进地开始触摸，并观察老人反应，如身体姿势是退缩的向后靠或是接受的前倾，为下一步采取措施提供依据；③确定适宜的触摸部位，最易接受的部位是手，其次有手臂、背部和肩膀等；避免不适宜的抚摸头部等让老人感觉不适应和难以接受的动作；④确定老人感知到触摸者的存在后方可进行，对于听力障碍者应提前给予提示；对于视力障碍者，尽量选择从功能良好的部位接触，不可从背后或暗侧给予不良刺激；⑤允许老人适当触摸，护理者可接受老人触摸头发、手臂或脸颊来表达其谢意。

2. **身体姿势** 当语言无法清楚表达时，肢体语言能适时有效地辅助表达。生活中有效强化沟通内容的肢体语言有：挥手问好或再见；模仿和加大动作以指出日常功能活动，如洗手、吃饭等；让老人用手轻勾护理人员的手肘部位，以协助其察觉要他同行的方位等。

3. **倾听** 倾听在沟通和交流过程中起着非常重要的作用，亦需要一定的技巧。认真地倾听并适时反馈，可以帮助老人更好地吐露心声，缓解压力。在倾听的过程中，要适当地应用语言和非语言的方式给予反馈，对消极情绪，应进行积极的正向引导。

（二）语言沟通的技巧

1. **语言表达** 护理人员应为老人提供足够的社交与自我表达的机会，耐心倾听与交流并予以正向鼓励。

2. **电话访问或网络通话** 护理人员应与老人建立习惯性的电话问候或网络通话，但应避免用餐与睡眠时间。对有听力障碍、失语或定向力混乱的老人，应放慢说话速度；对听力困难的老人，鼓励安装电话扩音设备，放大音量；对认知渐进障碍的老人，开始沟通时，必须明确介绍自己，以减少误解的发生，必要时还需以书信复述信息；对失语症者，要求其以特殊语言重复所听到的内容，如敲打听筒等。

3. **书面沟通** 对有文化的老人，结合书写方式沟通可发挥提醒的功能。书写时要注意：字体要大而清晰；对关键的词句应加以强调和重点说明；用词浅显易懂，尽可能使用非专业术语；必要时运用简明的图表或图片来解释必要的过程；合理运用小标签等。

第三节 老年人常见的心理问题与护理

进入老年期，老年人对生理、心理、社会变化适应不良，会导致一系列心理健康问题，进而影响各种疾病的发生或发展。正确评估老年人的心理健康状况，采取有效的措施解决老年人的心理问题，对促进其身心健康，适应社会环境具有重要意义。

一、老年人心理健康的评估

对老年人心理健康的评估，常从认知能力、情绪和情感、压力与应对等方面进行。

（一）老年人认知能力的评估

认知是人们认识、理解、判断、推理事物的过程，通过行为、语言表现出来，反映了个体的思维能力。认知功能对老年人晚年是否能独立生活及其生活质量有重要的影响，是心理健康评估的重要内容之一。评估老年人的认知功能时应考虑到，老年人视力或听力缺损均可影响到认知功能的评估结果。

护士在对老年人的认知功能进行评估时常用调查法、观察法、会谈法、心理测验法等。在已经确定的认知功能失常的筛选测试中，最普及的测试是简易智力状态检查和简易操作智力状态问卷。

1. 简易智力状态检查（MMSE）　由 Folsten 于 1975 年编制，主要用于筛查有认知缺损的老人。评定方法简便，测试者经过简单操作训练后便可以进行，一次检查需5～10 分钟。适合于社区和基层人群普查（见附录二量表 5）。

2. 简易操作智力状态问卷（SPMSQ）　由 Pfeiffer 于 1975 年编制，对于注意力和记忆力方面的测量项目少，对定向力的测量项目较多，适合于评定老年人认知状态改变的前后比较。量表内容包括定向、短期记忆、长期记忆和注意力 4 个方面，共 10 个问题。

（二）老年人情绪与情感状态的评估

情绪与情感直接反映人们的需求是否得到满足，是身心健康的标志。老年人的情绪复杂，焦虑和抑郁是老年人最常见的也是最需要干预的情绪状态。

1. 焦虑的评估　常用评估方法有访谈与观察、心理测验与可视化标尺技术等。常用的评估量表有：

（1）汉密顿焦虑量表（HAMA）　是由 Hamilton 于 1959 年编制，用于评定焦虑严重程度的他评量表。通过因子分析，可提示患者焦虑症状的特点（见附录二量表 6）。

（2）状态-特质焦虑问卷（STAI）　由 Charles D. Spielberger 等人编制的自我评价问卷，使用简便，能直观反映老年焦虑患者的主观感受。状态焦虑描述一种短暂性的、当前不愉快的情绪体验，表现为紧张、恐惧、抑郁和神经质，伴有自主神经系统的功能亢进；而特质焦虑用来描述相对稳定的、作为一种人格特质且具有个体差异的焦虑倾向（见附录二量表 7）。

2. 抑郁的评估　常用评估方法有访谈与观察、心理测验与可视化标尺技术等。常用的评估量表有：

（1）抑郁自评量表（SDS）　由 Zung 于 1965 年编制，能有效反映抑郁状态的有关症状及其严重程度和变化，其操作方便，容易掌握。

（2）汉密顿抑郁量表（HAMD）　由 Hamilton 于 1960 年编制，是临床上抑郁状态时应用最普遍的量表（见附录二量表 8）。

（3）老年抑郁量表（GDS）　由 Brink 等人于 1982 年创制，是作为老年人专用的抑郁筛查量表（见附录二量表 9）。

（三）压力与压力应对的评估

进入老年期后，日常生活中大小事件，如退休后地位的失落、家庭变故、身体功能受限等，都可能给老年人带来压力，如果应对不当，将给老年人的身心健康造成伤害。压力与应对的评估采用访谈、观察、心理测验相结合的综合评定方法，评定量表包括生活事件量表、各种应对方式问卷以及社会支持量表等。

1. 生活事件问卷　被用来评估压力，以及研究其与压力结果的关系。

2. 社会再适应量表（SRRS）　为测量重大生活事件而设计的。

3. 调适方式问卷　拉札鲁斯的调适方式问卷是目前使用广泛的调适量表。有60道题，用4点计分法。当个人经历特殊压力事件时，要求他依据个人的实际调适想法与行动在问卷上作答案，并对其进行因素分析。

二、老年人常见的心理问题与护理

（一）老年人常见的心理问题

1. 孤独　孤独（loneliness）是一种被疏远、被抛弃和不被他人接纳的情绪体验，是一种心灵的隔膜。主要表现为寂寞、自尊降低，有无聊、度日如年之感，可伴有不安感、社会活动少、不愿意与人交往、心事重重、情绪低落等。长期孤独会使患者选择不良的生活方式，如抽烟、酗酒等，导致躯体疾病发生。严重时可发展为抑郁症，甚至出现自杀倾向。

2. 自卑　自卑（inferiority）即自我评价较低，自愧无能而丧失自信，并伴有自怨自艾、悲观失望的一种消极情感体验。表现为过低评价自己的能力，觉得低人一等，把自己看得一无是处，认为自己"老不中用"，是"废人"，并失去生活信心，看不到人生的希望，不敢去憧憬美好的明天。

3. 离退休综合征　离退休综合征（retired veteran syndrome）指老年人由于离退休后不能适应新的社会角色、生活环境和生活方式的变化而出现的一种适应性心理障碍。主要特征为无力感、无用感、无助感和无望感；失落、孤独、空虚；坐卧不安、心神不定；情绪不稳、难以自控；常回忆或叙述以往的经历；有的老年人因不能客观地评价事物，甚至发生偏见；出现各种躯体不适，如头痛、胸闷、乏力、失眠等。

4. 空巢综合征　空巢家庭是指家中无子女或虽有子女，但长大成人后离开老人另立门户，或各种原因外出（如工作、求学等），只剩下老年人独自居住生活的家庭。空巢综合征（empty nest syndrome）是指老年人生活在空巢家庭中，由于人际疏远、缺乏精神慰藉而产生被分离、舍弃的感觉，出现孤独、寂寞、情绪低落等一系列心理失调症状。主要表现为精神空虚、活动减少，兴趣减退，深居简出、思念或埋怨子女，常陷入无趣、无欲、无望、无助等状态，可出现食欲减退、睡眠障碍，严重时可患消化道溃疡、高血压、心律失常等疾病。

5. 高楼住宅综合征　高楼住宅综合征（high－rise residential syndrome）指老年人长

期居住于城市的高层闭合式住宅里，很少进行户外活动，从而引起一系列生理上和心理异常反应的一组综合征。常见于高龄老年人和患病老年人。主要表现为体质虚弱、四肢无力、面色苍白、对气候变化的适应能力下降、精神空虚、性情孤僻、不愿与人交往等。高楼住宅综合征易引起老年肥胖症、骨质疏松、糖尿病等疾病。严重者因孤独、抑郁、失去生活信心而产生自杀倾向。

（二）老年人常见心理问题的原因

1. 准备不足　面对角色地位转变、机体衰老退化、生活闲散空虚等，缺乏足够的心理准备，不愿主动调节适应，而发生强烈的情绪体验，导致内分泌功能紊乱和中枢神经功能失调。

2. 个性特点　性格固执孤僻，爱好兴趣少，不善交际的老年人容易出现消极情绪。

3. 疾病缠身　体弱多病，对预后过分担忧，导致部分或全部生活自理能力和适应环境能力的丧失。

4. 家庭问题　对子女不孝、家庭矛盾、丧偶、离异、再婚等生活事件的发生，不能接受和应对。

5. 社会因素　如城市过密、居住空间拥挤、环境污染、经济紧张、社会化养老设施不健全等均可造成负性心理问题的发生。

知识拓展

"黄昏"心理

　　"黄昏"心理是老年人一种常见的负性心理，其通常表现为"情感消沉，精神退变"，是一种有害身心健康的"不安定因素"，需要通过心理调节来加以消除。常见类型有冷落遗弃感、累赘包袱感、怀旧回归感、枯燥无聊感、颓废无为感、黄昏末日感、孤独寂寞感等。

（三）老年人常见心理问题的护理措施

1. 心理调节

（1）转变观念　向老年人耐心介绍角色过渡与转换的必然性，指导老年人不要把离退休当成自己人生的终点，应看作是人生的一个新起点，面对离退休、空巢、衰老、疾病、家庭冲突等事件，以平常心态对待和接受，保持良好的心境。

（2）积极应对　老年人要正确面对子女成家立业后离开家的现实，不过高期望和依赖子女对自身的照顾。并做好充分的思想准备，寻找精神寄托，学会独处的生活方式，积极参与社会活动，丰富自己的生活。

（3）自我调整　指导老年人采用正当宣泄、自我安慰、转移注意力等方式自我调节情绪，以良好的心态克服消极悲观的不良情绪。

（4）主动求助　鼓励老年人多与亲人或朋友交流，为自己创造一个交流、倾诉和解压的机会，获得理解和支持。

（5）心理干预　必要时在医生指导下进行心理治疗，如支持疗法、行为矫正疗法、认知疗法和家庭疗法等。

2. 丰富生活

（1）适当体育锻炼　老年人根据自己的年龄、体质、兴趣等情况，坚持体育锻炼和适当的体力活动，以增强体质，提高对生活的兴趣。

（2）培养兴趣爱好　鼓励老人积极参与社区、居委会等组织的活动，根据爱好，选学一两项技艺，诸如书法、图画、摄影等，用以调节情绪，稳定生活节奏，让老人晚年生活更充实。

（3）坚持学习和勤用脑　活到老学到老，不断学习新事物、新知识，使脑细胞不断接受神经信息的刺激，对于延缓衰老和脑功能退化有重要意义。

（4）保持乐观的情绪　开导老年人知足常乐，努力使不良情绪得到及时释放。

3. 家庭关爱

（1）子女孝敬和照顾老人　子女常回家看看，遇事主动与老人商量，维护老人在家庭中的地位，并关心爱护、体贴照顾老人。

（2）建立和睦家庭　夫妻相惜相携，家庭成员互相尊重，为老人提供必要的情感、经济和物质上的帮助。

（3）支持丧偶老年人再婚　知心"老伴"是维持老年人心理健康的重要因素。

（4）帮助适应老年机构的生活　空巢老年人在条件许可的情况下，可去养老院、老年公寓居住，有助于缓解孤独感，并鼓励子女经常看望和联系父母。

4. 治疗疾病　定期进行健康检查，做到早期发现，早期治疗，预防和延缓疾病的发生和发展。

5. 社会支持

（1）完善社区服务网络　在集中住宅区、社区建立完善的服务网络，建立居家养老服务中心，并开设热线等，为生活不能自理的老年人提供上门服务。

（2）丰富精神文化生活　为老年人开辟娱乐场所，多组织一些老年人的集体活动等。

（3）建立健康档案　社区护理人员应掌握离退休、空巢和居住高楼等老年人的情况，建立健康登记档案，了解老人的健康状况，方便护理人员或志愿者提供及时的个性化服务。

（4）建立各种老年机构　如养老院、托老所、老人公寓、老年大学、老年活动中心、老年精神卫生中心、社区医疗保健中心等，以帮助解决老年人的实际问题，满足老年人的需求。同时，完善老年人的社会保险和法律保护等政策制度。

第四节　老年期常见的精神障碍与护理

精神障碍是指人类脑部受到各种不良因素影响，发生病理性变化或功能性损害，出现认知、情感、意志和行为等精神活动的异常。随着人口的老龄化，老年期精神障碍的患病率也在不断上升。老年性精神障碍广义指凡在老年期（≥60 岁）出现的各类精神疾病的总称，包括那些在老年期之前就已经发病而一直持续至老年期的各类精神疾病。狭义的则指在老年期才开始发病的各种功能性精神疾病，以及老年期因脑变性所致的各种进行性脑器质性的老年性痴呆。

一、老年焦虑症

【概念】

焦虑症（anxiety disorder）又称焦虑性神经症（anxiety neurosis），是以焦虑、紧张、恐惧的情绪障碍，伴有自主神经系统症状和运动不安等为特征的一种病症。适度的焦虑可以促使个体更好地适应变化，有效地应对压力源，但是持久的焦虑会影响个体身心健康。

老年期焦虑症指发生在老年期的以广泛和持续焦虑或反复发作的惊恐不安为主要特征的神经症性障碍。老年人的焦虑情绪并非由于实际威胁所致，其紧张不安程度与现实处境很不相称。

【病因】

病因不明，可能与下列因素有关。

1. 疾病因素　身患各种疾病，如抑郁症、痴呆、甲状腺功能亢进、低血压、疑病性神经症等。体弱多病、对病因及预后过分担忧、行动不便等均可引起焦虑。

2. 应激事件　各种应激事件，如离退休、经济窘迫、丧偶、丧子、日常生活规律被打乱、缺少照顾、失去依靠等。

3. 其他　脑细胞老化、遗传、性格及药物副作用等。

【临床特点】

焦虑包括指向未来的害怕不安和痛苦的内心体验、精神运动性不安及伴有自主神经功能失调表现等三个方面的症状，以焦虑紧张、惊惶不安、心烦意乱为主要表现。临床分为急性焦虑（又称惊恐发作、惊恐障碍）和慢性焦虑（又称广泛性焦虑、广泛性焦虑障碍）两类。

1. 急性焦虑　主要表现为急性惊恐发作。老年人发作时突然感到不明原因的惊慌、紧张不安、心烦意乱、失眠或激动等，常伴有潮热、大汗、心悸、血压升高等症状。严重时，可出现脑卒中、心肌梗死，老人惊恐万分，有濒死感，或发生跌倒等意外事故。急性焦虑发作一般持续几分钟到几小时，之后症状可缓解或消失。

2. 慢性焦虑　主要表现为经常或持续的、无明确对象或固定内容的紧张不安，或对现实生活中的某些问题过分担心或恐惧害怕；客观上并不存在某些威胁或危险，明知道没有必要，但不能控制，非常苦恼；对外界刺激易出现惊跳反应，可伴有口干、腹泻、心动过速、尿频、两手颤抖、搓手顿足、来回走动、面色发白等表现。

【常用护理诊断】

1. 焦虑 与对老年期衰老改变不适应、健康状况改变有关。
2. 个人应对无效 与无力应对压力情境有关。
3. 有外伤的危险 与惊恐发作、老年人反应迟钝有关。

【护理措施】

1. 降低现存的焦虑水平

（1）评估焦虑程度 观察记录焦虑的行为与语言表现，全面细致地评估躯体情况及可能引起焦虑的原因，采用评估量表测量焦虑程度。

（2）认同老年人的感受 协助老年人认识存在的焦虑，使其对疾病具有一定的自知力，以便主动采取调整行为。鼓励老年人表达自己的情绪和不愉快的感受，充分理解老年人的焦虑状态，用支持性语言帮助其度过危机，并有效地适应和面对。

（3）减轻紧张情绪 应用各种方法，分散老年人的注意力，如气功、音乐、静坐等，必要时护理人员可与老年人一起体验。

（4）开展心理疏导 帮助老年人尽快适应新生活、新角色；根据其生活习惯、受教育程度等，协助分析老年人可能存在的家庭困扰，并帮助其寻求解决方法，如家庭治疗、夫妻治疗、松弛疗法、加入互助团体等。

2. 做好生活护理

（1）陪伴老人 与老人交谈，语速要缓慢，采取安静倾听、适当触摸等方式，以表示理解与同情。尊重老人所采取的应对方式，如哭泣、发怒等；但应避免不良的应对方式，如摔东西等。

（2）创造安静舒适的环境 室内光线柔和，减少噪声；严重焦虑者，应安置在安静舒适的房间，避免干扰，病室及床单位要简单安全；严重惊恐发作时，要设专人看护。

（3）部分自理缺陷者 护理人员应为其制定日常生活计划，并督促、检查其执行情况，必要时可协助完成。老年人如有食欲减退、体重下降等情况，护理人员要鼓励其进食，帮助其选择易消化、富有营养和色香味俱全的食物。

（4）对于睡眠障碍的患者 鼓励老年人白天多起床活动，安排丰富的文娱生活；晚上做好睡眠护理。

3. 遵医嘱用药 老年焦虑症患者以心理疏导为主，严重者需采用药物治疗。常用药物有阿普唑仑、三唑仑、地西泮、帕罗西汀、丁螺环酮及β阻滞剂等。抗焦虑药物最大的缺点是易产生耐受性和依赖性，突然停药可产生戒断症状。因此应在医生的指导下服用，并注意观察和评估药物的效果和不良反应。

【健康指导】

1. 指导并鼓励老年人走出家门，参加社区活动，广交朋友，保持愉快心情。在生活中感受自己的价值，在宽松的环境中分散对情感的过分关注，从而减少焦虑。

2. 鼓励老年人及家属正确面对压力源，积极寻找应对技巧的信息和资料，主动寻求帮助。指导老年人采取自我护理行为，合理使用应对技巧。

3. 老年人应定期做健康检查，对疾病早发现、早治疗，尽量减轻疾病对身心健康的损害。

二、老年疑病症

【概念】

疑病症（hypochondriasis）又称疑病性神经症，是精神异常的表现。老年疑病症就是老年人以怀疑自己患病为主要特征的一种神经性的人格障碍。如果不能得到及时缓解和治疗，在心理上就有可能从怀疑自己有病发展为对疾病的恐惧、甚至是对死亡的恐惧，即所谓的"老年恐惧症"。

【病因】

老年疑病症的病因尚未明了，可能与以下因素有关：

1. 性格特征 疑病症患者病前常有过分关注自身健康，对自己躯体的偶尔不适感觉极为敏感，过多的自我关注、自我检查、自我暗示和自我联系，甚至将正常的生理变化误认为是病理现象，到处求医，希望从中找出致病的原因和良方秘药，导致不必要的紧张、疑病和忧愁等。

2. 心理因素 如子女的离别、朋友交往减少、婚变、安定生活受到影响等，使老年人缺乏安全感，稍有一点不适就精神紧张，忧虑重重，怀疑自己患了某一严重躯体疾病或精神疾病。此外有一部分老年人去医院就诊时对医生的言语、态度和行为引起多疑，尤其诊断不确切时，易造成怀疑患有某种疾病的信念。

3. 认识不足 对生理性衰老即健康状况的"自然滑坡"认识不足，对身体所产生的一些老化现象，如记忆力减退、听力下降、关节活动不利等，也会怀疑是病理性疾病所致。

4. 外界刺激 有些老年人经常去医院探望老友患者或参加追悼会，看到别人的疾患或去世，便联想到自己，惶惶不可终日。

5. 医源性原因 由于在疾病的诊治过程中，医护人员不恰当的言语、态度和行为给患者造成了不良的心理影响，使老年人产生患有某种疾病的信念。

【临床特点】

1. 疑病的心理障碍 表现为疑病感觉，自觉身体某部位或对某部位的敏感增加，进而疑病，或过分关注。主要特点有：一是自己害怕患有某种疾病；二是反复就诊仍不放心；三是自己内心非常苦恼，不能正常生活；四是上述症状连续出现 3 ~ 6 个月以上。

2. 疼痛 是本病常见症状。约有 2/3 的老年人有疼痛症状，常见部位为头部、下腰部或右髂窝。这种疼痛描述不清,有时甚至诉全身疼痛,但查无实据,仍四处求医,毫无结果。

3. 躯体症状 表现多样而广泛,涉及身体许多不同区域,如口腔内有异味、吞咽困难、反酸、腹痛、心悸、呼吸困难、担心患有高血压或心脏病等。有些患者疑有五官不正,尤其是鼻子、耳朵以及乳房形状异样,还有诉体臭或出汗等。

【常用护理诊断】

1. 个人应对无效 与长期缺乏关爱、交往和活动有关。
2. 敏感性增强 与过分关注自身轻微变化有关。
3. 睡眠形态紊乱 与疑病焦虑、悲观有关。
4. 焦虑 与无力解决问题有关。

【护理措施】

1. 心理护理 消除老年人的疑病情绪,主要采取心理治疗方法。以支持性心理治疗为主,在耐心倾听患者陈述与仔细检查之后,以事实说明所疑疾病缺乏根据,切忌潦草检查与简单解释。运用亲切关怀、通俗易懂的言语说明精神与疾病的关系,实事求是地解释病情,解开其疑虑。如配合其他治疗,疗效更好。

2. 指导患者树立乐观情绪 以积极的态度对待生活,只有稳定的情绪,才能增进健康。

3. 引导患者正确理解医学知识 不要对号入座、盲目地照搬照套,自我取意。必要时可到正规医院做检查,有助于消除疑病情绪。

4. 鼓励患者积极参加活动 培养多方面的爱好,参加体育锻炼和集体娱乐,可使老年人逐渐淡化疑病情绪。

5. 药物护理 辅以药物治疗,常用的药物有抗焦虑药、抗抑郁药,但用量不宜过大,时间不宜过长。

6. 避免医源性影响 在医疗护理工作中要注意避免不恰当的言语、态度和行为引起患者的不良心理反应。

【健康指导】

指导老年人了解疾病的性质,改变其错误的观念,逐渐建立对躯体不适的合理性解释,并鼓励患者逐渐建立新的生活方式。

三、老年抑郁症

病例导入

李大妈,66岁。半年前老伴因车祸去世后,经常责备自己,对日常生活丧失兴趣，情绪低落，整天躺在床上，拒绝吃药就医，出现失眠、噩梦、食欲下降、体重减轻、全身无力等，感觉生存没有意义，反复出现想死的念头，并有自杀行为。

请思考：

李大妈患上了哪一种精神障碍？应如何护理？

【概念】

抑郁症是一种以持久（至少2周）的情绪低落或抑郁心境为主要表现的精神障碍，又称情感障碍。老年期抑郁症泛指发生于老年期（≥60岁）这一特定人群的抑郁症，包括原发性抑郁（含青年期或成年期发病，老年期复发）和继发性抑郁（多见于老年期）。

老年抑郁症是常见的老年人心理疾病，据世界卫生组织统计，老年期抑郁症占老年人口的7%～10%。在患有各种躯体疾病的老年人中，抑郁症的发生率甚至高达50%。在我国近十年来，老年人抑郁症状检出率增加量达21%，预计到2020年抑郁症将跃至全球第二大疾病。自杀是其最可怕的症状，相关研究发现，老年人的自杀和自杀企图有50%～70%继发于抑郁症。

此病常于冬季发作，春季或夏季缓解。老年女性易得抑郁症，女性与男性的发病率可达到2:1，甚至3:1。

【病因】

抑郁症的病因迄今尚不明确，可能因素有：

1. 遗传因素　早年发病的抑郁症患者，具有明显的遗传倾向，但遗传因素在发病中的作用随年龄增大而减少。

2. 生化代谢因素　增龄引起中枢神经递质改变，如5-羟色胺和去甲肾上腺素功能不足，以及单胺氧化酶活性升高，均可影响情绪的调节。

3. 神经-内分泌功能异常　下丘脑-垂体-肾上腺皮质轴功能失调可导致昼夜周期波动规律紊乱。

4. 心理社会因素　老年阶段因各种心理社会应激事件的明显增加而成为本病的诱发因素，此外生活满意度和社会支持感的下降也导致了本病的发生。

5. 病前人格特征　内向、敏感、依赖、固执和兴趣范围窄等人格特征易诱发此病。

【临床特点】

抑郁症有"三低"症状：即情感低落、思维迟缓和意志消沉；"三自"表现：自责、自罪和自杀。约有50%的患者抑郁症状有"晨重夜轻"的节律。具体表现为：

1. 疑病性　睡眠障碍、便秘、胃肠不适是此类患者较早出现且最常见的症状。老年人因身体不适而怀疑患了各种躯体病症，易产生疑病观念和妄想而焦虑不安。疑病内容常涉及全身，如失眠、胸闷、乏力、全身痛等。大约 1/3 的老年患者以疑病为抑郁症的首发症状。

2. 隐匿性　若躯体症状突出，常掩盖或冲淡了抑郁心境，称之为"隐匿性抑郁症"。许多否认抑郁的老年患者表现为各种躯体症状，如失眠、噩梦、疼痛、心慌、食欲减退、恶心、呕吐等，而情绪障碍很容易被家人所忽视，直到发现老人有自杀企图或行为时，方送到精神科就诊。

3. 激越性　表现为焦虑、恐惧，终日担心自己和家庭将遭遇不幸，大祸临头，坐卧不安，失眠；或反复追念着以往不愉快的事，责备自己做错了事而导致家人和其他人的不幸，对不起亲人；或因小事而引发大怒，言行激越者称之为激越性抑郁症。

4. 迟滞性　即抑郁症的行为阻滞，通常是以随意运动缺乏和缓慢为特点。表现面部表情减少、思维迟缓、大部分时间处于缄默状态、行为迟缓；重则双目凝视，情感淡漠，对外界事物无动于衷。

5. 妄想性　常见的妄想形式有疑病妄想、罪恶妄想，也可出现关系妄想和被害妄想，这些妄想往往与患者的抑郁严重程度联系在一起。

6. 自杀行为　是最危险的症状。患者思维逻辑基本正常，且经过长期精心计划，易使亲人疏于防范，自杀成功率较其他年龄人群更高，因此应予以特别注意和防范。

7. 假性痴呆　为可逆性认知功能障碍，经过抗抑郁治疗后可以改善。

【常用护理诊断】

1. 个人应对无效　与情绪抑郁、精力不足有关。
2. 思维过程紊乱　与认知功能障碍及丧失有关。
3. 睡眠形态紊乱　与精神压力有关。
4. 营养失调，低于机体需要量　与抑郁导致食欲下降、自罪妄想有关。
5. 生活自理缺陷　与意志活动减退、无力照顾自己有关。
6. 有自杀的危险　与严重的悲观情绪、自罪等有关。

【护理措施】

1. 心理护理

（1）减轻心理压力　正确评估导致老人抑郁的不良生活事件，帮助其正确认识和应对，并积极寻找解决问题的方法，改善消极的生活方式。

（2）阻断负性思考　护理人员应鼓励和支持患者重新树立生活的信心，帮助老年人提高自身心理素质，以增强应对心理压力的能力；帮助老人回顾自己的长处、成就，增加正向思维，认识自身生存的价值和意义。

（3）学习应对压力　学习减压和积极处世的方法，创造与人接触的机会，学习他人乐观向上和正确应对生活事件发生的能力。

（4）建立有效支持　充分发挥家庭以及朋友、同事、社会团体等力量的支持作用，鼓励他们给予老人更多的关心和爱护，并主动与他们交谈，陪伴和鼓励他们，使其以积极乐观的态度面对自己的疾病与未来。

2. 生活护理

（1）睡眠护理　保证睡眠，为患者创造一个舒适、安静的睡眠环境，如病室光线阴暗，温度适宜，床铺整洁等。鼓励老年人白天适当运动和参加各种娱乐活动，晚上入睡前喝温热的牛奶、洗温水澡或泡脚等，晚餐不宜过饱，睡前不宜与患者交谈不愉快之事，不宜观看紧张类的电视节目。护士应密切巡视患者的睡眠情况，不能入睡者可根据医嘱服用药物。

（2）加强营养　选择老人喜爱的食物，不断变换饮食种类。对于进食少的老年人，耐心规劝、喂食、督促老人进食，注意补充钠盐，必要时予以鼻饲或静脉营养。

（3）便秘护理　多食用含粗纤维高的食物；鼓励多饮水，特别是早晨空腹喝水；每日腹部按摩，适当锻炼身体；必要时口服润肠缓泻剂。

（4）鼓励生活自理　督促老年人生活自理，养成良好的卫生习惯。

3. 安全护理

（1）预防自伤及自杀　识别自杀动向，密切观察患者有无自杀先兆，如表情极度痛苦，严重睡眠障碍，在危险处徘徊，收藏药物或自杀工具等；鉴别患者隐瞒病情、伪装痊愈，如主动参加集体活动，突然出现情感活跃，一反常态时，更提醒我们注意，避免给患者造成可乘之机；对有严重自伤、自杀倾向的老年患者应住院治疗，安置在重症监护室，易于观察；夜间不让患者蒙头睡觉，便于观察其病情动态；当治疗有效，病情明显好转时，也不可放松警惕。

（2）严格执行护理巡视制度　对于有强烈自杀企图者，可成立包括配偶、子女、邻居、亲朋好友和职业咨询者在内的自杀者监护小组，予以全天专人看护，必要时给予约束。凌晨是抑郁症者发生自杀的最危险时期，故对于早醒者要劝其继续入睡，同时严加看护，避免其单独活动，每 10～15 分钟应巡视一次。

（3）注意安全检查　经常检查患者身上及床单位有无存留危险物品，或书写的字条（遗书）等。每次发药应检查口腔，确认服下后方可离去。家属探视时要交代病情及注意事项，以取得家属配合，严防意外。

4. 用药护理

（1）密切观察药物疗效和不良反应　目前临床常用的抗抑郁药有：①选择性 5-羟色胺再摄取抑制剂：是目前治疗老年期抑郁症较常用、优选的药物。因为其在大剂量时的不良反应轻、安全性高、使用方便、剂量调整范围小，而有很好的依从性，如氟西汀、氟伏沙明、帕罗西汀、舍曲林等，此类药物可导致头痛、恶心、食欲缺乏、影响睡眠等轻微症状，多于服药初期出现，而后消失，不影响治疗的进行。②三环类、四环类抗抑郁药：如阿米替林、多虑平、马普替林等；此类药物应用时间较久，疗效肯定，但易出现视线模糊、口干、便秘、体位性低血压、心动过速、头晕、无力、嗜睡、心脏传导阻滞、癫痫、皮疹等副作用。③5-羟色胺、去甲肾上腺素再摄取抑制剂（SNRIs）：文拉法辛（博乐欣）是该类药物的代表药，可适用于各种抑郁症及抑郁症相关障碍，常见不良反应为恶心、盗汗、嗜睡、失眠、头昏等。④单胺氧化酶抑制剂和其他新药：前者毒副作用大，后者临床应用时间短，可参考选用，不作为一线药物。

（2）坚持用药 抑郁症药物治疗时间长，且有副作用，患者服药依从性差。因此，应耐心说服患者严格遵医嘱服药，不可随意增减药物或中间停药。

知识拓展

抗抑郁药物的治疗策略

抑郁症为高复发性疾病，其中50%以上会在3年内出现复发。目前倡导全程治疗，因此抗抑郁药物的治疗策略为：①急性期治疗，控制症状，尽量达到临床治愈；②巩固期治疗，预防复燃；③维持期治疗，预防复发。

【健康指导】

1. 向老年人及家属介绍抑郁症的相关知识与预防复发的常识，对老年人的进步给予正向的肯定。

2. 指导家庭给予老年人更多的关心与照顾，重新安排生活，克服不良生活习惯。

3. 出院后要根据医嘱按时服药，对于60岁以上且为第一次患病治愈后的患者，至少应维持治疗1年，若出现复发，则维持治疗2年或更长。定期随访，发现病情变化及时就诊。

四、阿尔茨海默病

病例导入

赵大爷73岁，四年前开始变得容易忘事，如外出忘记锁门，和老友聚会忘记时间，朋友一阵子不见就叫不上名字。近两年外出找不到回家的路，经常捡垃圾藏到房间里。近半年叫不出子女的名字，不能进行简单计算，日常生活需要家人协助。子女将其送到省级医院就诊，诊断为阿尔茨海默病。

请思考：

该患者是阿尔茨海默病哪一期？应采取什么护理措施避免其病情加重？

老年痴呆包括阿尔茨海默病（AD）、血管性痴呆（VD）、混合性痴呆及其他类型痴呆，其中以AD、VD为多见，占全部痴呆患者的70%～80%。目前，全球老年痴呆症患者约有4400万，预计到2050年，患者数量将增长3倍。我国约有800万阿尔茨海默病患者，且以每年约30万以上的新发病例在递增。老年痴呆已成为老年人健康的第三大杀手，仅次于心脑血管病和肿瘤。

【概念】

阿尔茨海默病（Alzheimer disease，AD），是一种原因不明、表现为智力与认知功能减退和行为及人格改变的进行性退行性神经系统疾病，是老年痴呆的一种最常见的形式。据国际权威资料显示，早期认知功能减退向痴呆症的转化率为每年 12%。

1905 年，德国精神科医师阿尔茨海默（Alzheimer）描述了一例 53 岁的女性患者，与其他精神分裂症患者不同，该患者主要表现为记忆力明显下降，理解力差，伴幻觉、妄想及尖叫等，对其行神经病理学检查发现，患者脑内神经元数量明显减少，出现大量神经炎性斑块。后来，此类疾病被定义为 AD，世界卫生组织（WHO）国际疾病分类（ICD-10）将其归于"精神和行为障碍"中的"器质性精神障碍"（F00）。

AD 大体病理主要是脑萎缩，患者的脑回变窄、脑沟增宽、脑室变大。镜下病理改变主要以大脑神经炎性斑块（又称老年斑）、神经原纤维缠结为特点，及神经元之间链接的缺失、淀粉样血管变性等。MR 显示弥漫性脑萎缩，全脑室与脑沟扩大，灰质明显丧失，而白质容积保存；颞叶萎缩与实质改变，海马透明区扩大等。

【病因】

AD 的病因目前仍不明确，一般认为与下列因素有关：

1. 遗传因素　AD 有一定的家族聚集性，大约 10% 的患者有阳性家族史，一级亲属发生 AD 的风险是非 AD 家族的 2~4 倍。并发现多项基因突变为家族性早发型 AD 的致病基因。

2. 神经递质改变　中枢神经乙酰胆碱是影响认知活动的重要神经递质；去甲肾上腺素能缺陷，可能影响 AD 患者的情感；5-羟色胺系统功能改变可能与 AD 患者的抑郁症状和攻击行为有关。AD 的这些神经递质含量均有降低现象，目前多认为 AD 脑内神经递质系统障碍可能是 AD 的后果而非病因。

3. 铝的蓄积　研究证实，铝引起的神经纤维变性与阿尔茨海默病患者中见到的神经原纤维缠结极其相似。对因阿尔茨海默病死亡者进行脑内组织铝含量的测定发现，某些脑区铝的含量可达正常脑的 10~30 倍。

4. 其他　免疫、环境因素、炎症反应、细胞毒性因素、心理社会因素、不良的生活方式、脑外伤史、动脉硬化等与本病的发生有一定关系。

此外，年龄越大尤其是高龄发生老年痴呆的概率越高。受教育程度越低，患病率越高。

知识拓展

"大脑内部的定位系统"的发现者

挪威科学家莫泽夫妇和拥有美英双重国籍的科学家约翰·奥基夫，因有关大脑定位系统细胞的研究获得 2014 年诺贝尔医学奖。他们先后发现大脑中两种不同的神经细胞，有机形成"大脑内部的定位系统"。这些发现为了解记忆、思维和计划等大脑认知功能拓展了新的空间，该成果有益于治疗老年痴呆症。

【临床表现】

1. 临床特点 本病发病潜隐，老年人及其家属均不能追溯到准确的起病日期和特殊症状，病程缓慢且不可逆，多见于老年期。临床以认知功能下降、情景记忆功能损害、语言功能恶化和视觉空间缺陷为主要特征，并伴有各种神经精神症状和行为障碍。

2. 临床分期 根据疾病发展及认知功能缺损的严重程度，本病可分为以下 3 期：

（1）第一期，遗忘期（轻度） 患者个人生活基本能自理，尚能完成已熟悉的日常事务，病程可持续 1~3 年。

主要表现：①近记忆障碍，常为首发及最明显症状，如经常忘记刚说过的话、做过的事和存放的物品，忘记重要的约会及许诺的事，记不住人的姓名，学习新事物困难，看书读报后不能回忆其中的内容，对自己记忆问题有一定的自知力，并力求弥补和掩饰，例如经常做记录等。②视空间技能损害，有时也是其首发症状，如早期不能准确判断物品的位置，不能描述地方之间的方位关系，常走错方向、迷路。③时间定向障碍，患者记不清具体的年月日。④计算能力减退，很难完成简单的计算。⑤思维迟缓，思考问题困难，特别是对新事物表现出茫然难解。⑥统筹、计划和决策能力下降。⑦情绪不稳易激惹，活动减少、敏感多疑、自私孤僻。

（2）第二期，混乱期（中度） 患者不能独立生活，是本病护理照管中的最困难时期，该期多在起病后的 2~10 年。

主要表现为：①记忆障碍，近记忆和远记忆都有明显受损，不能记住和学习新事物、新知识，忘记用了多年的电话号码，记不清自己的出生日、结婚年份、毕业时间、有几个子女及年龄等。②定向力障碍，常去向不明或丢失；分不清上午还是下午，是白天还是黑夜；甚至说不出子女及亲近人物的名字。③智能障碍，并出现失语、失用、失认、失写、失计算。④日常生活能力下降，如洗漱、进食、穿衣及大小便等需别人协助。⑤人格改变，如兴趣更加狭窄，对人冷漠，无故打骂家人，缺乏羞耻感和伦理感，行为不顾社会规范，不修边幅，不知整洁，将他人之物据为己有，争吃抢喝类似孩子，随地大小便，可出现本能活动亢进，当众裸体，甚至发生违法行为。⑥睡眠障碍，出现睡眠时间短、睡眠浅、夜间易醒、入睡困难、容易早醒，甚至睡眠倒错现象。⑦行为紊乱，如精神恍惚，无目的性地翻箱倒柜，爱藏废物，怕被盗窃等，也有动作日渐减少，端坐一隅，呆若木鸡者。

（3）第三期，极度痴呆期（重度） 生活完全不能自理，该期多在发病后 8~12 年。

主要表现为：①两便失禁。②智能趋于丧失。③无自主运动，缄默不语，成为植物状态。常因吸入性肺炎、压疮、泌尿系统感染等并发症而死亡。

筛选痴呆可用简易智力状态检查（MMSE）和长谷川痴呆量表；记忆障碍测量用韦氏记忆量表和临床记忆量表；智力测查用韦氏成人智力量表和简易智能量表；评估痴呆患者的精神行为症状用老年抑郁量表（GDS）和神经精神问卷（NPI）等。哈金斯基缺血指数量表（HIS）是血管性痴呆（VD）的检查量表，在痴呆确诊后常用作 AD 与 VD

的鉴别诊断。

AD 与 VD 在临床上均有认知功能减退和非认知性症状，但又存在多方面的差异，见表 3 - 1。

表 3 - 1　AD 与 VD 的鉴别

	AD	VD
起病	隐袭	起病迅速
病程	进行性缓慢发展，不可逆	波动或阶梯恶化
早期症状	近记忆障碍	脑衰弱综合征
精神症状	全面痴呆	判断力、自制力丧失
	早期即有人格改变，情感淡漠或欣快	以记忆障碍为主的痴呆
	判断力、自制力较好	人格改变不明显，情感脆弱
神经系统	早期多无局限性体征	局灶性症状体征
脑影像学	弥漫性脑皮质萎缩	多发梗死、腔隙或软化灶

【常用护理诊断】

1. 记忆受损　与记忆进行性减退有关。
2. 自理缺陷　与认知障碍及丧失有关。
3. 思维过程紊乱　与认知障碍及丧失有关。
4. 语言沟通障碍　与思维障碍有关。
5. 照顾者角色紧张　与老人病情严重或疾病过程预后有关。

【护理措施】

阿尔茨海默病目前无有效的病因治疗，只有通过早期发现，早期诊断，早期干预，早期治疗，才能有效改善认知功能，延缓病情进展。

1. 预防措施　养成良好的饮食习惯，营养均衡，少食甜、盐食物，不食动物内脏、含铅及油炸食品。平时注重运动锻炼、智力锻炼和手部练习等。

2. 心理护理

（1）不良心境要疏导　早期进行言语交谈及正性心理疏导，有利于改善或保持大部分患者的智力水平，同时有利于改善患者的生活自理能力，消除其焦虑、烦躁等不良心境。

（2）关心照顾多陪伴　真心实意地在老人身边给予生活照顾和支持，有效帮助其处理及减少烦恼和压力。

（3）尊重鼓励不嫌弃　关怀、重视、尊重老人，多鼓励安慰，不刺激、不嫌弃老人。

（4）交流沟通有技巧　坚持不劝阻、不讲道理、不辩论、顺势而为的交流；说话时语速放慢，语调要低；态度温和，耐心倾听；用词简单、直接，在交流中适时配合手势，有利于取得患者的理解。

3. 生活护理

（1）日常生活的指导与帮助 生活自理有缺陷或完全不能自理者，应给予部分或全补偿性护理，鼓励其参加力所能及的活动。

（2）训练自我照顾的能力 轻、中度痴呆症者，给予其自我照顾的机会，并进行生活技能训练，如自行穿衣、洗漱、如厕等。

（3）饮食护理 轻度痴呆的患者鼓励其自行进食，严重者由照料者喂食，食物要细、软，喂食速度要慢，注意防止误食误吸。对失语及吞咽困难的患者应及早进行吞咽功能训练，对不能自行照顾者应将食勺从健侧放入，尽量送到舌根部，进食后指导患者保持坐位 30 分钟以上。

（4）睡眠护理 白天带患者出去活动，晚上去除干扰因素，进行睡眠训练。

（5）重症患者的护理 晚期患者需专人全面照护，并注意防止感染等并发症的发生。

4. 认知、思维障碍者的护理

（1）确认现实环境 帮助其确认所住地址、房间、卫生间等现实环境；老人房间及使用的物品、家具等，应标志明显，便于识记；房间布置和物品摆设尽量不移动，不放老人未见过的物品。

（2）诱导正向行为 随时纠正或提醒老人正确的时间、地点、人物等概念，使其向正向行为改变。

5. 智能康复训练

（1）记忆训练 鼓励老人回忆过去的生活经历，帮助其认识目前生活中的真实人物与事件，以恢复记忆并减少错误判断；通过编写活动表、挂放日历、设置提醒标志等帮助其记忆。

（2）智力锻炼 如进行拼图游戏，进行理解和表达能力训练，在讲述一些事物后，提一些问题让老人回答。

（3）社会适应能力训练 如针对日常生活中可能遇到的问题，提出来让老人解决；对于日期、时间概念及生活中必须掌握的常识，可结合实际训练。

（4）数字概念和计算能力的训练 可通过简单运算练习和记录开支费用等方式提高。

6. 行为异常患者的护理

应尽量避免一切应激原，病房环境应尽量按老年人原有的生活习惯设置；了解老人过去的生活习惯和喜好，尽量满足其需要；在护理的过程中，鼓励老人自己完成任务，可使老人易于配合护理和较少有激越行为；对有激越行为的患者，可试图去转移患者的注意力，也能有效地减少激越行为的发生，不能用禁止、命令语言，更不能在患者存在激越行为时将其制动或反锁在屋内，这样会增加其心理压力使病情加重。行为干预的方法主要有刺激疗法（如音乐疗法）、行为疗法（如舒适疗法）及用以改善睡眠的灯光疗法等。

7. 安全护理

包括防自伤、防走失、防跌伤、防烫伤、防窒息、防事故及意外发生。

（1）环境安全　居室内地面防滑，地毯固定、平整；床、椅和家具高度适宜；浴室、卫生间及楼梯有扶手。

（2）物品管理　家居物品简单、安全，减少镜子、玻璃的安装。注意危险物品的管理，尽可能不让老人直接接触电线、电器开关、热水瓶、煤气等。锐器、利器应放在隐蔽处。

（3）防止意外　老人衣服合体，鞋子舒适、防滑，必要时使用辅助器械，防止骨折和身体其他部位损伤；不让患者单独承担家务，以防煤气中毒、火灾、烫伤等；患者情绪激越或有暴力行为时要镇定，并积极采取措施，防止意外发生。

（4）外出安全　随时陪伴老人，不让单独外出，给老人带上写有保护人名字、电话号码、家庭地址及回家路线用的卡片，也可配带有定位功能电子产品，并教给照顾者预防老人走失的护理方法。

8. 药物护理

老年痴呆病患者无论病程长短都需要接受药物治疗，一般以口服给药为主。注意帮助、提醒和监护患者服药入口，密切观察药物的疗效及毒副作用，及时调整给药方案。常用药物有：①改善胆碱神经传递药物，如他克林、安理申、艾斯能、加兰他敏、盐酸美金刚等；②改善脑血液循环和脑细胞代谢的药物，如吡拉西坦（脑复康）、都可喜、喜得镇（喜德镇）、己酮可可碱、脑通等；③抗氧化剂和自由基清除剂等。

患者服药时必须有人在旁陪伴，帮助患者将药全部服下，以免遗忘或错服；对伴有抑郁症、幻觉和自杀倾向的老年痴呆病患者，一定要把药品管理好，放到患者拿不到或找不到的地方；遇到患者拒绝服药时，护理者应耐心说服、解释，并看其吞服，防止患者将药吐掉，也可以将药研碎拌在饭中吃下；对于卧床患者、吞咽困难患者，应将药物研碎后溶于水中服用；昏迷患者应由胃管注入药物。

9. 照料者的支持与指导　详见第四章第六节。

知识拓展

我国阿尔茨海默病发病态势及专家建议

我国阿尔茨海默病发病呈"一高三低"态势：发病率高，发现、诊断、治疗率低。

中国阿尔茨海默病协会的专家建议，65岁以上的老年人应在每年健康体检中加入"记忆力专项体检"，以便及早发现老年痴呆，得到最佳治疗。

【健康指导】

1. 早发现　大力开展科普宣传，普及有关老年期痴呆的预防和早期症状发现等知识，使全社会共同参与防治痴呆。重视痴呆前期的早发现，凡有记忆减退主诉的老人鼓励及早就医，做到真正意义的早发现、早诊断、早干预。

2. **早预防** 老年期痴呆的预防应从中年或更早时期开始，提倡积极用脑，保护大脑，注意脑力活动多样化；培养广泛兴趣、坚持劳逸结合；戒烟限酒、保证睡眠；增加富含锌、锰、硒、锗类食物；不用铝制炊具，避免使用镇静剂等；积极有效地防治高血压、脑血管病等慢性病。

思考题

1. 名词解释：孤独 高楼住宅综合征 空巢综合征 退休综合征
2. 老年人心理变化的影响因素有哪些？
3. 简述老年焦虑症、抑郁症及疑病症的概念和主要护理措施。
4. 简述阿尔茨海默病的概念和主要护理措施。

第四章　老年人的日常生活护理与家庭护理

 学习目标

1. 掌握老年人日常生活护理的注意事项、安全护理的主要措施及对照料者的支持与指导。
2. 熟悉老年人饮食与营养、休息与睡眠及活动与环境护理的主要内容。
3. 了解老年人性需求与性保健的护理。

病例导入

王爷爷，82岁，半年前妻子去世，仅有一子，在国外工作，目前独居，经济状况尚好，自理能力差。既往有冠心病、高血压病史，平日食欲较好，食量较大，活动少，夜间入睡难，多梦，早醒，白天睡眠2~3小时。

问题：

王爷爷的日常生活存在哪些问题？应采取什么护理措施？

老年期因个体老化而健康受损，以及患各种慢性病的比例较高，所以在日常生活中会出现许多问题和困难。作为护理人员应注重指导和鼓励老年人建立正确的生活方式和行为习惯，保持合理的膳食结构，进行适当的健身活动，做好安全防护，以减少各种应激因素的影响，促进老年人的身心健康，提升其生活质量。

第一节　日常生活护理的注意事项及评估

老年人的日常生活内容不仅包括基本日常需要（饮食、排泄、个人卫生、衣着、居室环境、活动与休息等），还包括生活照料和精神慰藉。因此对老年人的日常生活护理，应注重补充、维持和提高老年人的日常生活功能，满足其生理、心理和社会等需求。

一、日常生活护理的注意事项

1. 满足需求，强调自理　对生活能自理的老年人指导其独立自主的自我照顾；对处于疾病治疗中或卧床不起而无法独立完成日常生活及活动的患者，需要我们提供部分协助或完全性护理。注意既要满足老年人的生理需求，还要充分调动老年人的主动性、自立性和自理性，避免产生依赖心理，最大限度地发挥其残存功能，尽量让其作为一个独立自主的个体参与家庭和社会生活，满足其精神需要，提升自信。

2. 安全防范，避免意外　老年安全护理的重点在于防范，护理人员可通过讲解、讲座等方式让老年人了解自身的健康状况和能力，进行安全知识宣教；评估每一位老年人的危险因素；生活中给予细致的指导帮助和专业护理；在家庭、社区、医院、公共交通设施中增加针对性、预防性的安全措施与设施，如设立醒目警示标志、增加护栏、个性化护理等；使老年人处于安全状态，防止意外的发生。

3. 尊重个性，保护隐私　老年人有着丰富的社会经验，从生活经历而来的自我意识很强，如果受到侵害，其尊严将被伤害。对日常生活中理解能力差、行动缓慢的老年人，应表示理解和安慰，给予鼓励而不是催促，更不能批评，切勿伤害老年人的自尊心和自信心；日常生活中部分生活行为需要在私人空间中开展，如睡眠、排泄、沐浴等，应采取必要的措施加以保护老年人的隐私。护理中应注意遵循个体化的原则，依据老年人的具体情况和家庭环境，因人而异、因地制宜地进行护理。

二、日常生活能力的评估

（一）评估内容

1. 日常生活能力　日常生活能力（activities of daily living，ADL）是老年人最基本的自理能力，是老年人自我照顾、从事每天必需的日常生活的能力。如衣（穿脱衣、鞋、帽，修饰打扮）、食（进餐）、行（行走、变换体位、上下楼）、个人卫生（洗漱、沐浴、如厕、控制大小便）等。这一层次的功能受限，将影响老年人对基本生活需要的满足。日常生活能力不仅是评估老年人功能状态的指标，也是评估老年人是否需要补偿服务的指标。

2. 功能性日常生活能力　功能性日常生活能力（instrumental activities of daily living，IADL）是老年人在家中或寓所内进行自我护理活动的能力，包括家庭清洁和整理购物、使用电话、付账单、做饭、洗衣、旅游等。功能性日常生活能力要求老年人具有比日常生活能力更高的生理或认知能力，提示老年人是否能够独立生活并具备良好的日常生活功能。

3. 高级日常生活能力　高级日常生活能力（advanced activities of daily living，AADL）反映老年人的智能能动性和社会角色功能，包括主动参加社交、娱乐活动、职业工作等。老年人随增龄其能力也会逐渐下降。

（二）常用的评估工具

1. 日常生活能力量表（基本的自理能力评估）　见附录二量表1。

2. Katz 日常生活功能指数评价量表（自理能力和行走能力评估）　见附录二量表2。

3. Lawton 功能性日常生活能力量表　见附录二量表3。

三、生活质量的评估

（一）生活质量的内涵

生活质量（quality of life，QOL）又被称为生存质量或生命质量，是全面评价生活优劣的概念。WHO 将生活质量定义为：不同的文化、价值体系中的个体对与他们的目标、期望、标准及与关心事情有关的生活状态的综合满意程度及对个人健康的一般感觉。

老年人生活质量是指60岁及以上的老年人群对自己的身体、精神、家庭和社会生活美满的程度和对老年生活的全面评价。

一般认为，生活质量是对个人或群体所感受到躯体、心理、社会各方面良好适应状态的一个综合测量。生活质量须以生活水平为基础，但其内涵具有更大的复杂性和广泛性，它更侧重于对人的精神文化等高级需求的满足程度和环境状况的评价。

（二）常用的评估工具

1. 生活满意度的评估　生活满意度是指个人对生活总的观点，以及现在的实际情况与希望之间、与他人之间的差距。生活满意度指数是老年研究中的一个重要指标，用来测量老年人心情、兴趣、心理、生理主观完美状态评估的一致性。常用的量表是生活满意度指数（life satisfaction index，LSI），它从对生活的兴趣、决心和毅力、知足感、自我概念、情绪等方面进行评估，通过20个问题反映患者对生活的满意程度。

2. 主观幸福感的评估　主观幸福感是反映某一社会中个体生活质量的重要心理学参数，包括认知和情感两个基本成分。Kozma 于1980年制定的纽芬兰纪念大学幸福度量表（Memorial University of Newfoundland Scale of Happiness，MUNSH），作为老年人精神卫生状况的恒定的间接指标，已经成为老年人精神卫生测定和研究的有效工具之一。

3. 生活质量的综合评估　生活质量是一个带有个性的和易变的概念，老年人的生活质量不能单纯从躯体、心理、社会功能等方面获得，评估时最好以老年人的体验为基础进行评价，不仅要评定受试者生活的客观状态，同时还要注意其主观评价。常用的适合老年人群生活质量评估的量表有生活质量综合评定问卷（generic quality of life inventory-74）和老年人生活质量评定表（见附录二量表10）。

第二节　休息与睡眠的护理

休息与睡眠可解除人体疲劳，缓解压力，康复机体。睡眠是最根本也是最重要的休息方式，是一种恢复、积累能量的过程。老年人容易疲劳，更应注意休息与睡眠。

一、休息

休息（rest）有两种不同的含义：一种是指一段时间内相对地减少活动，使身体放松，处于良好的心理状态，以恢复精力和体力的过程；另一种则是广义的休息，即变换一种活动方式。因此，休息并不意味着不活动或睡眠，变换活动方式也是休息。如看书、看电视时间久了，可站立活动一下或外出散步；长时间做家务后，可听听音乐、下盘棋等均是休息。老年人相对需要较多的休息，并应注意质量。有效的休息应满足 3 个基本条件，即充足的睡眠、心理的放松和生理的舒适。

二、睡眠

（一）老年人的睡眠时间

过去认为老年人大脑皮质功能减退，新陈代谢减慢，体力活动减少，所以老年人的睡眠时间一般比青壮年少，但现在研究认为随着年龄增长应增加。60～70 岁的老年人平均每天睡眠时间在 8 小时左右；70～90 岁的老年人平均每天睡眠时间在 9 小时左右；90 岁以上的老年人平均每天睡眠时间以 10～12 小时为宜。但有许多因素可影响老年人的睡眠质量，甚至导致失眠，如环境改变、夜尿频繁、疾病的痛苦、情绪变化等。睡眠质量的下降可导致老年人出现烦躁、精神萎靡、食欲减退、疲乏无力，甚至疾病的发生。

（二）促进睡眠的护理措施

首先要对老年人进行全面评估，找出睡眠质量下降的原因，再进行对因处理。常采取以下措施：

1. 养成良好的睡眠习惯　老年人的睡眠存在个体差异，为了保证白天的正常活动和社交，使其生活符合人体生物钟的节律，一般提倡早睡早起和午睡 1 小时的习惯。对已养成的不良睡眠习惯，不能强迫立即纠正，需要多解释并进行诱导，使其逐渐正常化。

2. 提供安静、舒适的睡眠环境　安静、安全、舒适、整洁的环境是保证睡眠的重要条件。并注意卧室的温湿度适宜、空气新鲜、光线适当，床褥干净、厚薄适当。

3. 保持睡眠前的情绪稳定　老年人遇到问题常会反复考虑而影响睡眠，尤其是内向型的老年人，护理人员此时应给予指导、宽慰等心理护理。对有些可能造成情绪波动的问题和事情，不宜在睡前告诉老人。

4. 排除影响睡眠的不良因素　晚餐不要饮酒，不能吃得过饱和油腻；睡前不要过多饮水，不喝浓茶、咖啡；不看刺激性电视；不用脑过度或过度思虑；并提醒老人入睡前如厕，以免夜尿增多而影响睡眠。

5. 指导促进睡眠的方法　白天做一些力所能及的运动或活动，晚餐后轻微的活动或散步，睡前用温水泡脚、清洗外阴、听轻音乐等。

6. 适当使用药物　镇静剂可以帮助老年人入睡，但有副作用，容易在体内蓄积和产生依赖，还有抑制呼吸、降低血压、影响胃肠道蠕动和意识活动等副作用。使用时要在医生指导下，根据具体情况选择作用快、在体内停留时间短、排泄快、安全性大的安眠药物。

知识拓展

老年人起床需注意的 3 个 30 秒

老年人起床注意做到 3 个 30 秒：先在床上躺 30 秒，再在床上坐 30 秒，再把双脚放到床下，在床沿上坐 30 秒，然后再双脚落地走路。这样做有助于预防体位性低血压、脑血管意外和跌倒摔伤的发生。

第三节　饮食与营养的护理

科学的饮食与营养是维持生命活动的基本需要，也是促进、维持和恢复健康的基本手段。进入老年，咀嚼及消化功能都会随之减弱，易出现营养不良或营养过剩，在护理中应注重给予营养丰富、易于消化的食物。

一、营养

（一）老年人的营养需求

老年人器官老化，功能衰退，对各种营养素的需要与青壮年有所不同，即数量由多变少，质量由低变高。因此老年人的膳食中所含的营养素应做到种类齐全，比例适当，力求平衡。

1. 热能　一般情况下老年人的热能摄取量为 2000～2400kJ/d。热能的提供，60 岁以后较年轻时减少 20%，70 岁以后较年轻时减少 30%，若老年人摄入过多会转变为脂肪储存在体内，而引起超重或肥胖。

2. 糖类　由于老年人对糖的耐受能力减退，胰岛素对血糖的调节作用减弱，故碳水化合物的供应量应根据老人的具体情况做适当调整，一般碳水化合物供给能量应占总热能的 55%～65%。老年人摄入的糖类以多糖为佳，如谷类、薯类含较丰富的淀粉。

在摄入多糖的同时，还可提供维生素、膳食纤维等其他营养素。

3. 脂肪　老年人胆汁酸的分泌减少，脂酶活性降低，对脂肪的消化和利用缓慢，且老年人体内脂肪组织随年龄增加而逐渐增加，因此膳食中脂肪的摄入不宜过多。总的原则是脂肪供给能量占总热量的 20% ~ 30%，并应尽量选用含不饱和脂肪酸较多的植物油，而减少膳食中饱和脂肪酸和胆固醇的摄入，如多吃花生油、豆油、菜油、玉米油等，而尽量避免猪油、肥肉、酥油等动物性脂肪的摄入。

4. 蛋白质　老年人的体内代谢过程以分解代谢为主，对蛋白质的吸收利用率降低，体内蛋白质储备量减少，因此每天的蛋白质摄入量应略高于成年人，即每天的摄入量为 1.2g/kg，占总热量的 15%。且尽量供给优质蛋白，优质蛋白应占摄入蛋白总量的 50% 以上，如奶类、鱼类、瘦肉等。对于肝肾功能不全者，豆类蛋白质的摄入应控制在蛋白质摄入总量的 1/3 以下。

5. 矿物质　主要包括钙、铁、钠、钾等。健康老年人每天的食盐摄入量以不超过 6g 为宜，而高血压、冠心病患者应控制在 5g/d 以下，老年人钙与铁的消化吸收能力下降，容易患骨质疏松症、缺铁性贫血等疾病，应加强食物中钙与铁的摄入，含钙高的食物有乳类、海产品、蛋黄、豆腐等，含铁高的食物有黑木耳、海带、猪血等。

6. 维生素　维生素在维持身体健康、调节生理功能、延缓衰老等过程中起着极其重要的作用。富含维生素 A、B_1、B_2、C 的饮食，可增强机体的抵抗力，特别是 B 族维生素能增加老年人的食欲。老年人由于消化吸收功能减退，咀嚼能力下降，因此在食物的制作过程中就难免过软、过烂、过细，这些因素均会造成维生素的损失，因此，要特别注意补充维生素。

7. 膳食纤维　老年人的膳食纤维摄入量以每天 30g 为宜。主要包括淀粉以外的多糖，存在于谷、薯、豆、蔬果类食物中，这些虽然不被人体所吸收，但在帮助通便、吸附由细菌分解胆酸等而生成的致癌物质、促进胆固醇的代谢、防止心血管疾病、降低餐后血糖和防止热能摄入过多等方面，起着重要的作用。

8. 水分　水是人体的重要组成成分，约占老年人体重的 45%，水可保持肾脏对代谢产物的清除功能，有足够的尿液方可除去泌尿道细菌及预防感染。老年人每日饮水量（除去饮食中的水）一般以 1500mL 左右为宜。饮食中可适当增加汤羹类食品，既能补充营养，又可补充相应的水分。

（二）三餐热能配比

早、中、晚餐的能量分配分别占总能量的 30%、40%、30%。但老年人尤其是高龄老年人，消化、吸收功能下降，糖耐量也有程度不一的减退，应提倡少食多餐，可改为一日 4 ~ 5 餐。

二、饮食

（一）老年人的饮食原则

1. 食物种类要丰富　老年人食物的选择应适合老年人的特点，种类要多样化，营养丰富，注意"四个搭配"，即荤素搭配，以素为主；粗细搭配，多吃粗粮；干稀搭配，混合食用；生熟搭配，适量生食。摄取食物做到"三高、一低、四少"，即高蛋白质、高维生素、高纤维素，低脂肪，少盐、少油、少糖、少辛辣调味品。对吞咽机能障碍的老年人应选择黏稠度较高的食物，同时要根据老年人的身体状态合理调节饮食种类。

2. 烹饪加工要精细　老年人由于消化功能减弱，咀嚼能力也因为牙齿松动或脱落而受到一定的影响，因此食物烹饪加工要细、软，做到熟而不烂，淡而不薄，既给牙齿咀嚼的机会，又便于消化吸收，并少吃油炸、油腻、过黏的食品。

3. 进食温度要适宜　人的口腔和食管的温度为 36.5℃～37.2℃，其耐受温度为 50℃～60℃，最适宜的进食温度是 10℃～50℃。老年人消化道对食物的温度较为敏感，饮食宜温偏热，但不宜过烫，以免损伤口腔食管壁的黏膜而引起炎症，甚至引发癌变。

4. 饮食习惯要建立　根据老年人的生理特点，少量多餐、定时定量的饮食习惯较为适合，要避免暴饮暴食或过饥过饱，膳食内容的改变也不宜过快。食量分配上提倡"早晨吃好，中午吃饱，晚上吃少"的原则。水果宜在餐前 1～3 小时或餐后 1 小时食用。

（二）老年人的饮食护理

1. 食物加工

（1）制作面食时，不要加碱或少加碱，尽量采用减少维生素损失的烹调方法；煮水饺、面条、馄饨应把汤利用起来，可减少维生素和无机盐的损失。

（2）淘洗米最好不超过 3 次，煮饭时尽量不丢失米汤，可采用焖饭；煮稀饭时不加碱，以防止 B 族维生素的破坏。

（3）蔬菜要新鲜，最好先洗后切，适当切细些，以方便老年人咀嚼和消化。为了减少维生素 C 和胡萝卜素的氧化，下锅前尽量少用水浸泡，切后即炒。炒菜时应急火快炒，尽量少加水，不要过早放盐，否则菜不易熟，菜汁多，一些维生素和无机盐也会溶出，从而造成维生素与无机盐的损失。

（4）肉类最好制成肉末，烹制方法可采用煮或炖，尽量使食物变软而易于消化。

（5）饮食的色、香、味能够大大地刺激食欲，特别是味觉、嗅觉等感觉机能低下的老年人喜欢吃味道浓重的饮食，但盐和糖食用太多对健康不利，应格外注意。

2. 进餐护理

（1）一般护理　摆好桌布，挂好餐巾，鼓励老人自己进餐，进餐时最好取坐位。老年人唾液分泌减少，进餐前可少量饮水或喝汤。饭菜宜软细，最好制作成小块、小片、丝状或饭团状，便于老年人食用。饭后用清水或茶水漱口，以保持口腔内的清洁。

（2）患病老人的护理　对卧床的老年人，为防止呛咳，尽可能采用坐位或床头抬高 45°角；偏瘫的老年人采取健侧卧位或半卧位；借助辅助用品或特制的餐具鼓励老年人自己进餐；不能自行进餐的老年人，照料者可协助喂饭，注意速度不宜过快，确认吞咽后再喂。

对于视力障碍的老年人，首先要向老年人说明餐桌上食物的种类和位置，并帮助其用手触摸以便确认。热汤、茶水等易引起烫伤的食物要提醒注意，鱼刺、鸡骨等要剔除干净。

对轻度功能障碍的老人，可通过用自制餐具，来维持老年人自己进食的能力。进食过程中应有照料者在旁观察，以防发生意外。

第四节　活动与环境的护理

老年人适当的活动与体能的锻炼可强身健体、愉悦心情、缓解压力、提高修养，对预防身心疾病的发生和发展有重要的意义，是人类健康长寿的关键。老年人的活动能力与空间环境密切相关，安排适宜老年人的环境，去除妨碍生活行为的因素，或调整环境使其能补偿机体缺损的功能，可显著提高生活质量。

一、活动

（一）活动的意义

活动可维持或促进老年人的生理功能，增强和改善机体的状况；调解情绪与心情，有利于心理健康；并增进老人与群体之间的互动，提高老年人的自我满意程度和生活质量。

（二）活动的指导

老年人的活动种类及强度应根据个人的能力及身体状况选择。一般认为每天活动所消耗的能量，如果在4180kJ（1000kcal）以上，可以起到预防某些疾病及强身健体的作用。

1. 活动种类　老年人的活动种类可分为5种：日常生活活动、家务活动、职业活动、娱乐活动和体育锻炼。对于老年人来说，最基本的是日常生活活动和家务活动；职业活动是属于发展自己潜能的有益活动；娱乐活动则可以促进老年人的心理健康；体育锻炼可增强体质、保持健康身体。比较适合老年人运动的项目有散步、慢跑、游泳、门球、广场舞、太极拳与气功等。

2. 活动强度　老年人的活动强度应根据个人的能力及身体状况来选择。运动时的最高心率可反映机体的最大摄氧力，而摄氧力又是机体对运动量负荷耐受程度的一个指标，因而可通过心率情况来控制运动量。最简单方便的监测方法是以运动后心率作为衡量标准，即：运动后适宜心率（次/分）=170－年龄。而对于身体健壮者，则运动后适宜心率（次/分）=180－年龄。

知识拓展

可消耗 355kJ（80kcal）能量的活动有哪些

可消耗 355kJ（80kcal）能量的活动有：沐浴 20～30 分钟、大扫除 20 分钟、投球 10 分钟、洗衣服 50 分钟、爬楼梯 5～10 分钟、跳绳 10～15 分钟、慢跑 10～15 分钟、读书 6 小时、写作 40～50 分钟、游泳 5 分钟。

（三）老年人活动应遵循的原则

1. 量力而行 根据自己的身体状况和锻炼的能力，选择适宜的活动与方法，一般可以进行一些速率均匀、动作缓慢、强度不大的活动。体力劳动不能完全代替运动锻炼，因为体力劳动仅是部分肢体参加的紧张性、强制性运动，而体育锻炼是全体的关节、肌群参与的协调性运动。

2. 循序渐进 每次锻炼的活动量要适度，开始时活动量要小些，以稍觉疲劳为度，坚持一段时间之后而不感到疲劳时，再逐渐增加活动量。如适应能力在渐渐提高，说明体质也随之增强了。

3. 运动场地 运动场地尽可能选择空气新鲜、安静清幽、地面平坦宽阔的公园、操场、庭院、湖畔、疗养院（所）等地。

4. 运动时间 坚持每天锻炼1~2次，每次半小时至1小时，一天运动总时间不超过2小时为宜，老年人的最佳运动时间为每天的上午10：00~11：00和下午16：00~18：00。

5. 持之以恒 体育锻炼只有坚持不懈才能奏效，如果间断进行，各器官系统得不到连续的刺激，则效果不佳。鼓励老年人要有持之以恒的精神，从参与中养成锻炼的习惯并产生兴趣，从兴趣的产生中获得发自内心的欢乐。

6. 自我监护 自我监护可结合运动后的适宜心率和自我感觉综合判断。

（1）适宜心率 运动结束后在3分钟内心率恢复到运动前水平，表明运动量较小，应加大运动量；在3~5分钟之内恢复到运动前水平表明运动适宜；而在10分钟以上才能恢复者，则表明活动强度太大，应适当减少。

（2）自我感觉 运动时全身有热感或微微流汗，运动后感到轻松愉快或稍有疲劳，食欲增进，睡眠良好，精神振作，表示运动量适当；如运动时身体不发热或无出汗，脉搏次数不增或增加不多，说明运动量小，应适当增加；如果运动后感到疲乏、头晕、胸闷、气促、心悸、食欲减退、睡眠不足，说明运动量过大，应减少。

7. 安全防护 安全是老年人活动的前提，做好安全防护是必须重视和遵循的原则。如运动前要有10分钟左右的暖身运动，运动后也要有5~10分钟的缓和运动；选择合适的运动鞋和运动器具，鞋底要富弹性且要防滑。

此外，老年人活动还应注意以下事项：①空腹尤其是糖尿病患者不宜运动，饭后不能立即运动；为了避免锻炼后过度兴奋而影响入睡，应在临睡前2小时左右结束锻炼。②夏季高温炎热，户外运动要防止中暑；冬季严寒冰冷，户外活动要防跌倒和感冒。③高血压、心脏病、糖尿病、关节置换、腰或肩或颈酸痛、手脚关节急性扭伤等患者，应请专业的物理治疗师指导合适的运动方法、运动强度及注意事项，运动时应随身携带心脏病保健药盒和相关的药物；运动前或运动中有头晕、胸痛、心悸、胸闷、气喘、心绞痛或心律失常等应立即停止运动，并给予治疗；患有急性疾病、精神受刺激、情绪激动或悲伤时应暂停运动锻炼。④雨雪天、浓雾天气、大风天、空气污染较为严重时，不到室外做运动。

（四）患病老年人的活动

老年人常常因疾病困扰而导致活动障碍，特别是卧床不起的患者，如果长期不活动很容易导致失用性萎缩的发生。因此，对各种患病的老人，都要通过帮助其活动，以维持和扩大其日常生活的自理能力。

1. 因治疗而采取制动状态的老人，在不影响治疗的同时，尽可能地做肢体的被动运动或按摩等，争取早期解除制动状态。

2. 痴呆老人应增加与社会的接触机会，参与力所能及的活动，可以延缓病情的发展。

3. 偏瘫老人可借助助步器和多脚手杖等辅助器具进行训练，既增加了活动的安全性，还可以帮助老人站立，训练行走的能力。

4. 对于无力、无欲、害怕活动的老年人，应积极鼓励他们主动参与活动计划的制定，使其感到愉快、满意，愿意自己去做，以达到老年人自我健康照顾的目标。

知识拓展

"运动处方"

"运动处方"最早是美国生理学家卡波维奇在 20 世纪 50 年代提出的。1969 年世界卫生组织开始使用运动处方术语，从而在国际上得到认可。运动处方的概念是：康复医师或体疗师，对从事体育锻炼者或患者，根据医学检查资料（包括运动试验和体力测验），按其健康、体力以及心血管功能状况，用处方的形式规定运动种类、运动强度、运动时间及运动频率，提出运动中的注意事项。运动处方是指导人们有目的、有计划和科学地锻炼的一种方法。

二、环境

环境（environment）主要包括居室环境和社区环境。居室和社区是老年人的主要生活和活动场所，需要长期在此得到与护理密切相关的预防、保健、治疗及康复等照顾。我国新修订的《老年法》专门增加了"宜居环境"一章，明确要求"国家采取措施，推进宜居环境建设，为老年人提供安全、便利和舒适的环境"。

（一）居室环境

1. 设置原则　老年人在居室内活动的时间较多，因此居室环境在设置上应注意方便、安全和舒适，并尽可能增加老人接触社会、接触自然的机会。

2. 环境设施

（1）房屋的出入口与走廊　老年人的居室最好朝阳、天然采光、自然通风、隔音效果好。楼梯处应光线明亮，两侧安装扶手，台阶终止处要涂上颜色标记。房间的照明设备应能调节，走廊、楼梯及拐角处要经常保持一定的亮度，防止老人因视力障碍而跌倒。门最好采用推拉式，平开门应注意在把手一侧墙面留出约50cm的空间，以方便坐轮椅的老年人侧身开启门扇。

（2）室内环境　要求地面清洁、平整、防滑、无障碍物且便于清洁。室内应保持光线明亮、空气新鲜、通风良好，每日定时通风2~3次，每次20~30分钟。温度夏季保持在26℃~28℃，冬季为20℃~22℃，相对湿度保持在50%~60%。生活必需品统一归纳放置。选择无棱角家具，沿房间墙面周边放置，避免突出的家具挡道。房间宜用温暖的色彩，整体颜色不宜太暗，家具、装饰物品宜少不宜杂。

（3）卧室　卧室房间以朝南为佳，窗户要宽大，有良好的隔窗观景视线，以减少老年人独居室内的烦闷。如使用轮椅，应注意在床前留出足够的供轮椅旋转和护理人员操作的空间。

（4）床单元　床是老年人休息睡眠的地方，对卧床老人更为重要。在床铺选择上要注意软硬度适宜，以便保持身体均匀的支撑。床的高度应使老年人膝关节成直角坐在床沿时两脚足底能全部着地，一般以从床褥上面至地面距离约50cm为宜。床旁配备床头柜、床头灯、呼叫器。

（5）卫生间和浴室　是老年人使用频率较高而又容易发生意外的地方，其设计特别要注重安全。①卫生间：最好设置在老年人的卧室，选用易于开关的推拉门或是外开门，以保证发生意外时救援人员可及时入内。坐便器前方和侧方留出一定空间，便于坐轮椅的老年人靠近，也可使护理人员在坐便器前侧方抱住老年人的身体，协助老年人擦拭或起身。坐便器应一侧靠墙，便于安装扶手，辅助老年人起坐。坐便器旁应加紧急呼叫器，便于紧急救护。②浴室：地面应选用防水、防滑材质，地漏位置应合理，避免积水。将淋浴与盆浴分开独立设置，避免让老年人站在浴缸中进行淋浴。理想的浴缸长度以老年人膝盖能微微弯曲，足底能蹬到对侧浴缸壁为宜。浴缸边缘的厚度宜在5cm以内，浴缸内外加装防滑脚垫，在浴缸边放置与浴缸等高的浴凳，以便于老年人出入浴缸时使用。浴室水龙头冷热合一，将水温调置中温以防止烫伤或受凉。浴室温度应保持在24℃~26℃，并安装排风扇排除蒸汽。

（6）厨房　厨房应保证有效的采光和通风，除自然通风外，应加强机械排风，保证油烟气味及时散出。炉灶最好有自动断火功能，不要过于靠近厨房门和窗，以免火焰被风吹灭或行动时碰翻炊具。燃气热水器必须接近外墙、外窗，以达到直接对外排气的要求，并安装燃气报警器。

老设备中植入电子芯片装置，使老年人的日常生活处于远程监控状态。能让老人在日常生活中不受时间和地理环境的束缚，在自己家中便可过上高质量、高享受的生活。

（二）社区环境

社区内宜采用人车分流的道路交通结构；道路宽畅并设置路灯；有台阶的地方设置明显的标识，以防老年人视力减退引起的跌倒，或将台阶改为坡道，以方便使用轮椅的老人。合理安排适合老年人的公共服务项目，如老年活动中心、老年大学、棋牌中心等；有足够面积的室外活动场所，保证老人户外活动的需要；适当布置一些开阔平坦、无障碍物的绿地、喷泉、亭子、长廊、桌椅、灯具等，为老人散步、晨练、休息提供场所。

第五节　安全的护理

病例导入

> 李奶奶，72岁，独居。傍晚时分邻居发现其跌倒在家门外，当即不能站立，诉右髋部疼痛异常，急送医院，X线摄片检查显示患者股骨颈头下型骨折，完全移位。老人患高血压病史10余年，一直服用2种降压药。有慢性青光眼病史，视力较差。
>
> 请思考：
>
> 1. 老人发生跌倒的危险因素有哪些？
> 2. 护士应该从哪几个方面指导患者和家属预防再跌倒？

老年人因身体各器官功能减退和慢性疾病的侵袭及日常生活自理能力的下降，易发生跌倒、坠床、噎呛、压疮、烫伤、药物中毒、走失、交通意外、交叉感染等安全问题，可导致老年人受伤致残、疾病加重，甚至有生命危险。因此应高度重视、加强指导、积极防控以确保老年人的安全。

一、跌倒

跌倒（fall）是我国伤害死亡的第4位原因，是65岁以上老年人伤害死亡的首位原因。老年人跌倒死亡率随年龄的增加而急剧上升。据WHO报道，目前全球老年人跌倒发生率已经由28%~35%（65岁以上）增加到32%~42%（70岁以上），80岁以上的老人更是达到了50%。国外每年有30%（国内每年33%）的老年人发生过1次以上的跌倒。老年人跌倒后的总病死率比无跌倒损伤的老人高 5 倍。

【概念】

跌倒是指突发的、不自主的、非故意的体位改变，倒在地上或更低的平面上。按照国际疾病分类（ICD－10）对跌倒的分类，跌倒包括以下两类：①从一个平面至另一个平面的跌落；②同一平面的跌倒。

跌倒的后果：死亡、大量残疾、恐惧心理、活动能力和生活质量下降。老年人跌倒后的长期卧床可导致多种并发症，如压疮、栓塞、坠积性肺炎等。

【危险因素】

老年人跌倒既有内在的危险因素，也有外在的危险因素，老年人跌倒是多因素相互作用的结果。

1. 内在危险因素

（1）生理因素

1）步态和平衡功能：步态的稳定性下降和平衡功能受损是引发老年人跌倒的主要原因。步态的步高、步长、连续性、直线性、平稳性等特征，与老年人跌倒危险性之间存在密切相关性。一方面，老年人为弥补其活动能力的下降，可能会采取更加谨慎地缓慢踱步行走，造成步幅变短、行走不连续、脚不能抬到一个合适的高度，引发跌倒的危险性增加；另一方面，老年人的中枢控制能力下降，对比感觉降低，驱赶摇摆较大，反应能力下降，反应时间延长，平衡能力、协同运动能力下降，从而导致跌倒的危险性增加。

2）感觉系统：感觉系统包括视觉、听觉、触觉、前庭及本体感觉，通过影响传入中枢神经系统的信息，影响机体的平衡功能。①老年人常表现为视力、视觉分辨率、视觉的空间或深度感及视敏度下降，并且随年龄的增长而急剧下降，从而增加了跌倒的危险性；②老年性传导性听力损失、老年性耳聋，甚至耳垢堆积也会影响听力，有听力问题的老年人很难听到有关跌倒危险的警告声音，听到声音后的反应时间延长，也增加了跌倒的危险性；③老年人触觉下降，前庭功能和本体感觉呈退行性减退，而导致老年人的平衡能力降低。以上各类情况均可增加跌倒的危险性。

3）中枢神经系统：中枢神经系统的退变往往影响智力、肌力、肌张力、感觉、反应能力、反应时间、平衡能力、步态及协同运动能力，而使跌倒的危险性增加。例如，随年龄的增加，踝关节的躯体震动感和踝反射随拇指的位置感觉一起降低，而导致平衡能力下降。

4）骨骼肌肉系统：老年人骨骼、关节、韧带及肌肉的结构、功能损害和退化是引发跌倒的常见原因。骨骼肌肉系统功能退化会影响老年人的活动能力、步态的敏捷性、力量和耐受性，使老年人举步时抬脚不高、行走缓慢或不稳，而导致跌倒的危险性增加。老年人股四头肌力量的减弱与跌倒之间的关联具有显著性。老年人骨质疏松也会使与跌倒相关的骨折危险性增加，尤其是跌倒导致髋部骨折的危险性增加。

（2）病理因素　主要包括：①神经系统疾病：卒中、帕金森病、脊椎病、小脑疾病、前庭疾病、外周神经系统病变等。②心血管疾病：体位性低血压、脑梗死、小血管缺血性病变等。③影响视力的眼部疾病：白内障、偏盲、青光眼、黄斑变性等。④心理及认知因素：痴呆、抑郁症等。⑤其他：昏厥、眩晕、惊厥、偏瘫、足部疾病、足或脚趾的畸形等都会影响机体的平衡功能、稳定性、协调性，可导致神经反射时间延长和步态紊乱；感染、肺炎及其他呼吸道疾病、血氧不足、贫血、脱水以及电解质平衡紊乱均会导致机体的代偿能力不足，常使机体的稳定能力暂时受损；老年人泌尿系统疾病或其他因伴随尿频、尿急、尿失禁等症状而匆忙去洗手间、排尿性晕厥等，也会增加跌倒的危险性。

（3）药物因素　研究发现，是否服药、药物的剂量，以及复方药都可能引起跌倒。很多药物可以影响人的神智、精神、视觉、步态、平衡等方面而引起跌倒。可能引起跌倒的药物包括：①精神类药物：抗抑郁药、抗焦虑药、催眠药、抗惊厥药、安定药；②心血管药物：抗高血压药、利尿剂、血管扩张药；③其他：降糖药、非甾体类抗炎药、镇痛剂、多巴胺类药物、抗帕金森病药。

药物因素与老年人跌倒的关联强度见表4－1。

表4－1　药物因素与老年人跌倒的关联强度表

因素	关联强度
精神类药	强
抗高血压药	弱
降糖药	弱
使用4种以上的药物	强

（4）心理因素　沮丧、抑郁、焦虑、情绪不佳及其导致的与社会的隔离均可增加跌倒的危险。沮丧可能会削弱老年人的注意力，潜在的心理状态混乱也和沮丧相关，都会导致老年人对环境危险因素的感知和反应能力下降。另外，害怕跌倒也使行为能力降低，行动受到限制，从而影响步态和平衡能力而增加跌倒的危险。

2. 外在危险因素

（1）个人及照料者因素　有的老年人不服老，或是不愿麻烦他人，尤其是个人生活上愿意自己动手，但力不从心容易出现安全问题。此外，照料者对老年人的病情了解不够，缺乏耐心和热情，以及照顾方式不到位，也是造成老年人跌倒的主要因素。

（2）环境因素　昏暗的灯光，湿滑、不平坦的路面，在步行途中的障碍物，不合适的家具高度和摆放位置，楼梯台阶，卫生间没有扶栏、把手等都可能增加跌倒的危险，不合适的鞋子和行走辅助工具也与跌倒有关。室外的危险因素包括台阶和人行道缺乏修缮、雨雪天气、拥挤等都可能引起老年人跌倒。

（3）社会因素　老年人的教育和收入水平、卫生保健水平、享受社会服务和卫生服务的途径、室外环境的安全设计，以及老年人是否独居、与社会的交往和联系程度等都会影响其跌倒的发生率。

【临床特点】

老年人跌倒后可出现多种损伤,如软组织损伤、骨折、关节脱位和脏器损伤等。若跌倒时头部先着地,可引起头部外伤、颅内血肿,立即或在数日或数月后出现脑出血症状;若跌倒时臀部先着地,则易发生髋部股骨颈骨折,可出现局部剧烈疼痛、不能行走或跛行;若跌倒时向前扑倒,易发生股骨干、髌骨及上肢前臂骨折,可出现局部肿胀、疼痛、破损和功能障碍。

【辅助检查】

根据需要可行影像学和实验室检查,以明确跌倒造成的损伤和引起跌倒的疾病。如跌倒后可疑并发骨折时,应行 X 线检查;可疑并发头部损伤时,应行头颅断层扫描(CT)或磁共振(MRI)检查。

【常用护理诊断】

1. 有受伤的危险　与跌倒有关。
2. 疼痛　与跌倒后损伤有关。
3. 恐惧　与害怕再跌倒有关。
4. 自理缺陷　与跌倒后损伤有关。

【护理措施】

1. 老年人跌倒后的处理

(1) 老年人自己如何起身　老年人跌倒后自己起身的正确方法是(图 4-1):①如果是背部先着地,应弯曲双腿,挪动臀部到放有毯子或垫子的椅子或床铺旁,然后使自己较舒适地平躺,盖好毯子,保持体温,如可能要向他人寻求帮助;②休息片刻,等体力准备充分后,尽力使自己向椅子的方向翻转身体,使自己变成俯卧位;③双手支撑地面,抬起臀部,弯曲膝关节,然后尽力使自己面向椅子跪立,双手扶住椅面;④以椅子为支撑,尽力站起来;⑤休息片刻,部分恢复体力后,打电话寻求帮助——最重要的就是报告自己跌倒了。

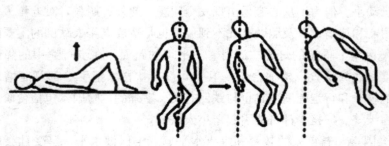

①

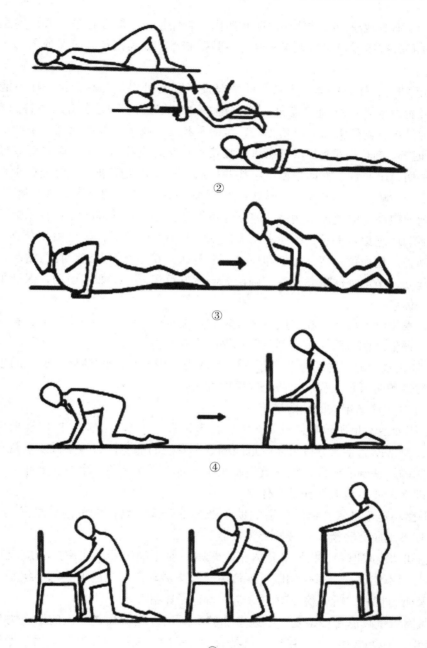

②

③

④

⑤

图4-1　老年人跌倒后正确起身示意图

（2）老年人跌倒的现场处理　发现老年人跌倒，不要急于扶起，要分情况进行处理。

1）意识不清，立即拨打急救电话：①有外伤、出血者，应立即止血、包扎；②有呕吐者，将头偏向一侧，并清理口、鼻腔内呕吐物，以保证呼吸通畅；③有抽搐者，应移至平整的软地面或身体下垫软物，以防止碰伤或擦伤；必要时在牙间垫较硬物，以防止舌咬伤；④不要硬掰抽搐肢体，以防止肌肉、骨骼损伤；⑤如呼吸、心跳停止，应立即进行胸外心脏按压或口对口人工呼吸等急救措施；⑥如需搬动，应保证平稳，让患者尽量平卧。

2）意识清楚：①询问老年人跌倒的情况及对跌倒过程是否有记忆，如不能记起跌倒过程，可能为晕厥或脑血管意外，应立即护送老年人到医院诊治或拨打急救电话；②询问患者是否有剧烈头痛或口角歪斜、言语不利、手脚无力等提示脑卒中的情况，此时如果立即扶起老年人可能加重脑出血或脑缺血，反而使病情加重，应立即拨打急救电话；③有外伤、出血者，立即止血、包扎并护送老年人到医院进一步处理；④查看患者有无肢体疼痛、畸形、关节异常、肢体位置异常等提示骨折的情形，如无相关专业知识，不要随便搬动，以免加重病情，应立即拨打急救电话；⑤询问患者有无腰、背部疼痛、双腿活动或感觉异常及大小便失禁等提示腰椎损害的情形，如无相关专业知识，不要随便搬动，以免加重病情，应立即拨打急救电话；⑥如老年人试图自行站起，可协助老人缓慢起立，坐、卧休息并观察，确认无碍后方可离开；⑦如需搬动，保证平稳，尽量令其平卧休息。

总之，发生跌倒后均应在家庭成员或家庭保健员的陪同下到医院诊治，查找跌倒的危险因素，评估跌倒风险，及时制定防跌倒的措施及方案。

2. 老年人跌倒的预防措施 老年人跌倒常为多因素作用的结果，护理的重点是预防跌倒，通过预防可较大程度上防止跌倒的发生。

（1）针对特殊老年人的预防措施

1）组织灌注不足所致者：对高血压、心律失常、血糖不稳定、体位性低血压所致的眩晕者，要帮助老年人分析可能的危险因素和发病的前驱症状，掌握发病规律，并积极防治可能诱发跌倒的疾病，如有效控制血压、防止低血糖的发生等。老年人一旦出现症状应立即坐下或由他人搀扶卧床休息。

2）平衡功能不良者：借助合适的助步器能部分降低跌倒的危险。最好用"T"型拐杖，拐杖下端应有防滑胶，最好带警报器。

3）感知功能减退者：指导老年人正确佩戴、使用助听器。居室照明应充足，看电视、阅读时间不能过长，避免用眼过度疲劳，外出活动最好在白天。每半年至1年接受1次视力及听力检查，听力检查时注意老年人有无耳垢堆积。

4）肌肉力量减退者：持之以恒地参加健身运动，能增强老年人的肌肉力量、柔韧性、协调性、平衡能力、步态稳定性及灵活性，可减少跌倒的发生。适用于老年人的运动形式有步行、慢跑、游泳、太极拳等。

5）正在服用药物者：对于服用了增加跌倒危险性药物的老人，应尽可能减少用药剂量和品种。睡前床旁放置便器；意识障碍的老人床前要设床档；患骨关节炎的老人可采取止痛和物理治疗。

（2）日常生活指导

1）穿着：衣、裤、鞋要合适，不穿过长、过宽会绊脚的长裤或睡衣，走路时尽量不穿拖鞋。

2）行动与活动：走动前先站稳再起步；小步态的老年人，起步时腿要抬高一些，步子要大些；变换体位时动作要慢；避免从事重体力劳动和危险性活动；避免过度劳累，不要在人多的地方走动；活动不便的老年人可使用安全的辅助工具；有感知障碍者可配戴老花镜或助听器。

3）使用坐便器的方法：双腿站稳，双手把住扶手，然后缓慢下蹲身体。

4）加强光线照明设备：楼梯、走道、浴室、卧室等老人经常或容易跌倒的地方，照明要充足，夜晚应留夜灯。

5）活动空间的改善：尽量避免变动家具摆设的位置，经常保持走道畅通，勿随地散置物品或堆积杂务，浴室及厕所地面随时保持干燥或加铺防滑垫，活动空间的地板尽量不要采用光滑的地砖，宜用木质地板或增铺软垫，如使用地毯应加以固定。老年人活动的空间应装监视系统，可清楚地看到老年人的活动状况。应有完善的求助设备，如哨子、呼叫铃、电话设定求助号码等。

6）合适的设施及使用方法：座椅及床的高度应适合老人的起坐，以 45～60cm 为宜。置物架位置适中，浴室厕所及楼梯应设扶手，下楼应手扶扶手，采用渐进性的上楼，家中减少玻璃材质的家具。

（3）运动锻炼　规律的运动锻炼可减少 10% 的跌倒发生率，运动锻炼的形式可根据老年人的年龄、活动能力、个人兴趣爱好等选取。

（4）重视相关疾病的防治　积极防治可诱发跌倒的疾病，如控制高血压、癫痫发作等，以减少和防止跌倒的发生。

（5）合理用药　避免给老年人使用易引起跌倒的药物，如果必须要用，则尽量减少用药的种类和剂量，缩短疗程，并在用药前做好宣传教育。

（6）对住院老人跌倒的预防　应做到了解老人既往有无跌倒史，是否存在跌倒的危险性因素。对于有跌倒倾向的老年人，在床头牌或护理病历上作醒目标记，并建立跌倒预防记录单。对于特殊的老人，应给予特别照顾。

3. 康复护理　跌倒后的康复护理包括预防下一次跌倒、跌倒后站起来的能力、处理惧怕跌倒的心理问题。对发生骨折的患者，还包括改变行为方式，以便用受损的肢体功能适应日常活动。康复计划需按个体化进行，包括步态训练、分级平衡训练、肌力锻炼等都是康复的重要部分。

【健康指导】

1. 指导老年人如何预防跌倒，教会老年人跌倒后，在无人帮助的情况下安全起身的方法。

2. 当老年人多次出现跌倒，应想到可能由其他疾病引起，应及时去医院查明原因并治疗；提醒老年人行走时应使用拐杖或助行器，以防止跌倒。

3. 教育老年人应限酒，勿滥用药物。预防体位性低血压、低血糖及心律失常的发生。指导照顾者给老年人足够的时间进行日常活动和锻炼。

知识拓展

"5E"伤害预防综合策略

"5E"伤害预防综合策略包括：

1. 教育预防策略（education）：包括在一般人群中开展改变态度、信念和行为的项目，同时还针对引起或受到伤害的高危个体。

2. 环境改善策略（environmental modification）：通过减少环境危险因素降低个体受伤害的可能性。

3. 工程策略（engineering）：包括制造对人们更安全的产品。

4. 强化执法策略（enforcement）：包括制定和强制实施相关法律、规范，以创造安全环境和确保生产安全的产品。

5. 评估策略（evaluation）：涉及判断哪些干预措施、项目和政策对预防伤害最有效。通过评估使研究者和政策制定者知道什么是预防和控制伤害的最佳方法。

该策略是国际公认的，有效性在很多国家的应用实践中都得到证明，在减少与控制伤害发生与死亡方面发挥了重要作用。

——摘自原卫生部 2011 年 9 月 6 日公布的《老年人跌倒干预技术指南》

二、噎呛

【概念】

噎呛（choke）是指进食时，食物噎在食管某一狭窄处，或呛到咽喉部、气管，而引起呛咳、呼吸困难，甚至窒息。噎呛是老年人常见的猝死原因之一。

【危险因素】

1. **生理因素** 进入老年期后，神经反射活动减弱、咽喉部和食管的老化、唾液分泌减少及对食物刺激的不灵敏等均易造成噎呛的发生。

2. **疾病因素** 脑卒中后有吞咽困难的老人进食易发生噎呛；精神障碍的老人常常出现暴饮暴食、抢食和狼吞虎咽，因食物咀嚼不充分，而易导致大块食物堵塞。

3. **食物因素** 引起噎呛的食物依次为馒头、鸡蛋、鸡块、排骨、汤圆、粽子等。

4. **药物因素** 精神障碍的老人服用抗精神病药物治疗后，其药物的副作用可使老人出现吞咽困难；同时药物的作用，也会导致老人产生饥饿感，以及不知饥饱，而在集体进食时出现抢食的现象，易造成食管阻塞。

5. **体位因素** 年老或行动不便的卧床者，常平卧于床上进食，食管处于水平位，若进食干燥食物或黏性食物，吞服时易黏附在喉部而引起梗阻。

6. 管理因素　护理人员管理不到位，健康宣教效果欠佳，对患者分级护理不到位，对患者发生意外的评估不全面。

【临床特点】

有些噎呛的老人常被误认为是冠心病发作而延误了最佳抢救时机，所以要正确判断和评估噎呛的临床表现。

1. 早期表现　进食时突然不能讲话，由于食物积存于口腔、咽喉前部，阻塞气管，出现面部涨红，并有呛咳反射。当异物吸入气管时，老人感到极度不适，大部分老人常常有特殊的表现，即不由自主地一手呈"V"字状紧贴于颈前喉部，表情痛苦。

2. 中期表现　食物卡在咽喉部或呛入气管，老人有胸闷、窒息感，食物吐不出，双手乱抓，两眼发直。

3. 晚期表现　若食物进入气管，则出现满头大汗、面色苍白、口唇发绀、昏倒在地等表现，重者还会出现大小便失禁、鼻出血、抽搐、呼吸停止、全身发绀等。

【辅助检查】

1. 反复唾液吞咽测试方法　是评估老年人吞咽能力简单易行的方法。具体做法：被检查者采取坐位，卧床时采取放松体位。首先，用人工唾液或 1mL 水让老人口腔湿润，检查者将手指放在被检查者的喉结及舌骨处，让其尽量快速地反复吞咽唾液，观察30 秒内喉结及舌骨随着吞咽越过手指向前上方移动再复位的次数。判断标准：30 秒内吞咽 3 次属正常；30 秒内吞咽 2 次或小于 2 次则有噎呛的风险。

2. 洼田饮水试验方法　可确定高危人群。具体做法：让老人端坐，喝下 30mL 温开水，观察所需时间及呛咳情况，并对老人吞咽能力进行分级。判断标准是：

1 级：能顺利地 1 次咽下；

2 级：分 2 次以上，能不呛地咽下；

3 级：能 1 次咽下，但有呛咳；

4 级：分 2 次以上咽下，但有呛咳；

5 级：全部咽下困难，频频呛咳。

【常用护理诊断】

1. 吞咽障碍　与老化、进食过快、食物过硬或过粘等有关。

2. 有窒息的危险　与摄食—吞咽功能减弱有关。

3. 有急性意识障碍的危险　与有窒息的危险有关。

【护理措施】

1. 紧急处理　抢救成功的关键是及时发现，争分夺秒，就地抢救，方法得力，措施得当。首要的任务是打开气道，及时清除呼吸道阻塞。

（1）早期　当发现患者噎呛，应就地抢救，迅速用手指抠出口咽中的食团。对意识清醒的可鼓励其咳嗽或吐出食物；当发现患者阻塞物为易碎的食物（如馒头、面包等），抠出的同时可将患者倒转，用手叩击其背，使其滑出。

（2）中期　立即用汤勺柄或手指刺激咽喉部催吐，或置患者侧卧位，头低45°，拍击胸背部，协助患者吐出食物。通常采用海姆立克（Heimlich）急救法：①护士帮助老人站立并站在老人背后，用双手臂由腋下环绕老人腰部；②一手握拳，将拳头的拇指方向放在老人胸廓下段与脐上的腹部部分；③用另一手抓住拳头，肘部张开，用快速向上的冲击力挤压老人腹部，反复重复多次，直至异物吐出。

（3）无意识状态下噎呛的急救　将老人置于平卧位，肩胛下方垫高，颈部伸直，摸清环状软骨下缘和环状软骨上缘的中间部位，即环甲韧带（在喉结下），稳准地刺入一个粗针头（12～18号）于气管内，以暂时缓解缺氧状态，必要时配合医师行气管切开术。

2. 一般护理

（1）进食护理

1）进食要求：避免容易引起噎呛的食物，如鱼块、骨头、汤圆、年糕等，食物以细、碎、软为宜。对有吞咽困难的老人，给予半流质饮食。

2）进食指导：①劝告老人进食时不要过急过快，要细嚼慢咽；②进食时要注意力集中，不能看电视、大声说笑等；③对于进食慢的老人不要催促；④卧床老人进餐时尽量取坐位，上身前倾15°，进餐30分钟后再平卧；⑤对于发生呛咳的老人，要稍作休息，待呛咳停止后可用汤匙将少量食物送至舌根处，让老人吞咽，待老人完全咽下张口确认无误后，再送入第二口食物；⑥对缺牙较多的老人，装合适的假牙；⑦频繁呛咳且严重者应停止进食。

（2）呼吸道护理　噎呛后应仔细清理呼吸道，指导老人有效咳嗽以保持呼吸道通畅，并定时帮助老人翻身、拍背。注意进食后30分钟内不宜进行吸痰等容易诱发恶心、呕吐的操作。

（3）心理护理　当噎呛发生后，应及时安慰老人稳定情绪，并告知预防措施，减轻或消除患者的恐惧心理。

【健康指导】

1. 自我急救及家庭急救　教会老人及照料人员一旦发现噎呛，学会通过咳嗽、催吐的方法配合体位，立即清除咽喉食管内的食物，并掌握腹部冲击法（即海姆立克急救法）和背部叩击法的操作。

2. 吞咽功能锻炼指导　通过对面部肌肉、舌肌、软腭的锻炼，以促进吞咽功能的康复或延缓吞咽功能障碍的恶化，防止噎呛的再发生。

三、坠床

【概念】

坠床（drop of bed）是一种突发的、不由自主的体位改变，导致患者从床上摔在地上。多见于意识不清或意识清楚但自身平衡功能减退而不能回避险情的老人。

【危险因素】

1. 疾病因素　多见于心脑血管和神经精神疾病引起的患者意识、精神、视觉、肢体运动功能障碍，是发生坠床的主要原因。如脑卒中后肢体偏瘫，造成翻身不便而导致坠床；意识不清或躁动时亦可发生坠床。

2. 个人因素　部分老年人自尊心强，不服老，不愿麻烦陪护人员，坚持要做一些力所不能及的事情而导致坠床。

3. 照护因素　对老人照护不周，如未及时使用护栏、约束带等保护用物，或者老人的床过小、高低不合适等。

【临床特点】

坠床发生后轻者可出现皮肤擦伤、瘀斑及软组织损伤；重者可产生严重的后果，尤其是心脑血管疾病的高龄患者，可导致骨折、头颅损伤、脑出血及脑梗死等，甚至出现生命危险。

【常用护理诊断】

有受伤的危险　与意识障碍有关。

【护理措施】

1. 预防坠床　①告知老人起床时动作要慢；②对睡眠中翻身幅度较大或身材高大的老人，应加大床面积或在床旁用椅子作为护挡；③对活动不便的老人床边可加护栏；④对存在意识不清并躁动不安的患者，应加床档且有家属陪伴，必要时要有专人守护；⑤对极度躁动的患者可采用约束带实施保护性约束，注意动作要轻柔，并经常检查局部皮肤。

2. 掌握易发生坠床的时间规律　对易发生坠床的时间段要重点加强观察。

3. 及时救护　一旦老人不慎坠床，应及时救护，配合医生对患者进行检查，根据伤情采取必要的急救措施。如摔伤头部，出现意识障碍危及生命的情况时，应配合医师迅速采取相应的急救措施；对受伤程度较轻的患者，嘱其卧床休息，安慰患者，并测量血压脉搏，根据病情做进一步的检查和治疗；对于出现瘀斑者可进行局部冷敷，皮肤擦伤者应清洗伤口后包扎，出血较多或有伤口者先用无菌敷料压迫止血，再由医生进行伤口清创缝合，创面较深者遵医嘱注射破伤风抗毒素。

【健康指导】

1. 对老人及照料者做好安全教育宣教工作，指导其如何避免不安全因素。

2. 对年满80岁及行动不便的老年患者，应在床尾悬挂防坠床的警示标志，并经常提醒老人如何注意自身安全，对听力差的老人应进行书面交代。

第六节 家庭护理

病例导入

张大爷，68 岁，既往有高血压病史 10 余年，不规律服用降压药。1 年前脑出血后出现右侧肢体偏瘫。张大爷与儿子、媳妇及孙子生活在一起，照顾张大爷的生活起居主要由儿媳妇承担，儿媳妇既要照顾老人还要照顾孩子，感觉疲惫和压力，并担心因护理不当会导致父亲脑出血的再次发生。

请思考：

1. 家庭护理中如何对照料者进行支持与指导？
2. 老年人家庭护理的注意事项有哪些？

老年人的家庭护理是在其家中对其实施的健康护理与援助性服务，其主要护理责任人是护理人员和家庭照料者。护理人员不但担任家庭护理工作，还要对家庭照料者给予帮助和指导，使他们能够协助或单独完成老年人的护理工作。

一、家庭护理的概念

家庭护理（home care）是指以家庭为服务对象，以家庭护理理论为指导，以护理程序为工作方法，护士与家庭成员共同参与的，确保家庭健康的护理实践活动。

二、我国家庭护理的现状

目前我国老年人家庭护理最主要的工作模式有 2 种：①老年人住家庭病床，各项护理工作由社区护理人员在患者家里去完成；②老年人住家庭病床，患者或家属在社区护理工作人员的指导下在家里配合完成相关护理工作。

老年家庭护理的主要内容是：①全面评估老年人的健康状况；②家庭基础护理做到"三无"（无坠床、无粪石、无烫伤）和"五防"（防压疮、防体位性低血压、防呼吸系统感染、防泌尿系统感染、防交叉感染）；③精神抚慰；④疾病的治疗和护理，如注射、换药、口腔护理、压疮护理、鼻饲、吸痰、导尿、各种引流管和药疗的护理等；⑤注重健康教育，鼓励患者做力所能及的事情，遵循适量运动，劳逸结合，动静结合的原则，针对健康问题进行指导。

三、老年人家庭护理的注意事项

1. **尊重关爱老年人** 尊老敬老是中华民族的传统美德，用爱心护理老年人是护士和家庭照料者应尽的责任。

2. **以减轻痛苦为目标** 护士应尽最大的努力减轻患者的痛苦，将患者的自觉症状控制在最低限度。护士不仅要应用药物和护理技术手段对症治疗，缓解患者痛苦，还应借助心理护理给患者以精神上的支持和宽慰。

3. 耐心细致照顾 老年人各器官功能减退，语言表达有限，护士需运用恰当的沟通技巧，耐心、平等地照顾好每位老人，对老人各种需求要认真对待，落实护理应细致到位。

4. 善于观察病情 老年疾病临床表现不典型，容易出现并发症。护理时要随时注意观察病情，及时发现新的情况，快速准确地作出判断，防止危险的发生。

5. 重视健康指导 针对老年人的不同情况，对其进行饮食、营养、休息、活动、疾病治疗和护理、康复的指导。

四、家庭护理中对照料者的支持与指导

（一）家庭照料者的概念

家庭照料者是指除专业护士之外，在家庭中为患者提供护理照顾的配偶、子女、亲属、家政服务人员等。

（二）家庭照料者的压力

家庭照料者在照料期间形成的身体的、精神的、社会的、文化的和经济的压力构成了照料者的压力。

1. 照料者压力的决定因素 照料者的压力取决于以下因素：①照料者年龄大小和身体状况；②照顾对象的数量和身体状况；③照料者除照顾外的其他工作的内容和强度；④已照顾时间和预计还要进行照顾的时间；⑤照料者自由支配时间的长短；⑥照料者能否获得有效的支持系统；⑦在照料方面所需的额外经济负担的轻重；⑧照料者的心理特征（气质、能力、性格）；⑨照料者的性别、婚姻状况及与老年人的关系。

2. 照料者压力的评估 照料者压力的程度大致分为3级：

（1）轻度 照料者无明显身心应激症状，对老年人的照顾较全面周到。对此类照料者，护士主要是进行预防性指导；

（2）中度 照料者间断出现某些身心应激症状，对老年人照料有时欠周到。对这类照料者，护士除进行预防性指导外，可采取适当减压措施；

（3）重度 照料者持续出现明显身心应激症状，同时可能出现照料不当。对这类照料者，护士必须采取措施以减轻其压力，并针对性地进行生理和心理治疗。

（三）对家庭照料者的支持

1. 支持照料者 发挥家庭和社会支持系统功能，有效地减轻照料者的压力并支持照料者，保持照料者的身心健康，避免出现诸如疏忽、虐待之类对老年人的照料不当。

2. 帮助照料者保持身心健康的方法 护士在帮助照料者保持身心健康的过程中，

应因人因时因地而异，采取不同的方法：①研究减少老年人依赖性的措施，以减轻照料者的护理工作量；②协调照料者与家庭其他成员之间的关系与分工，指导照料者如何寻求和选择社会支持机构的帮助，使照料者获得一定时间、一定程度的松弛与休息；③对照料者的情感支持，如适时地给予赞扬和感谢；④指导照料者进行有益于身心健康的文体活动；⑤对照料者的身心应激症状进行相应的生理和心理上的调整和治疗。

（四）对家庭照料者的指导

1. 减少老年人的依赖性　包括：①创造增强老年人自护的环境；②防止诱导依赖性的产生；③帮助老年人进行康复训练。

2. 鼓励老年人参加活动　根据老年人的健康状况、文化水平和特长爱好，鼓励他们适当的参加体力、智力和社会活动，以增强自信心，提高抵抗力，促进身心健康。

3. 加强老年人的安全防护　身体功能随着年龄的增长而衰退，如烫伤、误咽、坠床、跌倒、压疮、用药安全、交通意外等，已成为老年人常见的安全问题，应采取一定的措施，加强防范。

4. 密切观察病情变化　老年人常患慢性病，护士应有针对性地向照料者讲解老年疾病的相关知识，及时发现病情变化，做到早控制、早治疗。

5. 正确使用和保管药物　详见第五章安全用药护理。

知识拓展

喘 息 护 理

　　喘息护理是指任何提供给照料者短时间离开患者获得放松和（或）休息的服务方案，是慢性疾病或失能患者的主要照料者，事先作短暂的、间歇性的计划，让主要照料者有短暂休息的一种服务设计。喘息护理既可以减轻照料者的照顾压力，协助家庭渡过照顾调试期或危机期，又可以让老人获得持续性照顾，避免老人过早进入养老机构。

第七节　性需求与性保健

在马斯洛的理论中，性是人们如同空气、食物般的基本需求，并且人们还可通过性生活的满足而达到爱与被爱、尊重与被尊重等较高层次的需要。

一、老年人的性需求

性是人类的基本需要，不会因为年龄或疾病而消失，老年人不但可以有性欲，并能进行性生活，有的还能繁衍后代。性生活有两种类型，一是性交型，二是性接触型。对于老年人来说，不只是性交而已，往往只需要一些浅层的性接触就可以获得性满足，例如彼此之间的抚摸、接吻、拥抱等接触性性行为。

二、影响老年人性生活的因素

（一）生理因素

生殖器官因老化而逐渐衰退，性激素分泌减少，性欲下降。男性表现为阴茎痿软、勃起不坚、不久，睾丸萎缩；女性表现为外阴、生殖道萎缩，阴道分泌物减少，阴道干涩，子宫和卵巢萎缩。这些情况的出现会导致性交不适、性趣寡然。

（二）疾病因素

老年人易患高血压病、冠心病、糖尿病、慢性阻塞性肺疾病（COPD）、泌尿系统疾病、骨关节疾病等，这些疾病直接或间接地影响了老年人的性生活。如糖尿病所导致阳痿的发病率为37%～60%，女性糖尿病患者由于阴道感染可导致不适或疼痛，冠心病引起的胸痛，慢性阻塞性肺疾病引起的气短，关节炎患者的肢体不便等，都会妨碍正常的性生活。

（三）药物因素

有些药物长期服用，会降低人的性功能，尤其是抗精神疾病药物和镇静催眠药物。此外心脑血管用药（如利舍平、普萘洛尔、美卡拉明等）也会降低性欲，影响性生活。

（四）知识缺乏

老年人的性问题开始得到广泛关注，目前社会上流传着许多误解，对老年人的影响较大。如女性在停经后性欲就会停止；老年人射精易伤身、伤肾，一滴精液胜过二十滴血的说法。这些误解让许多老年人对性生活望而却步。其实，这些传说并未得到科学的验证和支持。

（五）传统观念束缚

不少老年朋友认为自己已步入老年行列，再涉及性问题，会引起子女及他人的笑话，认为生殖能力的消失就意味着性功能的丧失，脱离生殖的性生活更属于无意义的人欲。

（六）环境因素

有的老年人没有较理想的私人空间，由于住房条件限制，老年夫妻往往要和孙辈同居一室，使得老年人较不方便对配偶表达亲密的感情或行为；有的养老机构即使是夫妻同住的房间也只放置两个单人床；在农村，子女多的家庭由不同的子女各自赡养父亲或者母亲，使他们长期处于分居状态。

（七）其他

对于寡居或鳏居的老年人，相当数量的子女会反对父亲或母亲再婚，一方面是觉得不光彩，另一方面是不愿多赡养一位老人，或是牵涉到财产或遗产分配的问题。此外照料者的态度也是影响老年人性活动的主要影响因素之一，特别是那些部分或完全丧失自理能力的老年人。饮酒对性功能的影响已被医学证实，长期大量的饮酒会导致性功能的障碍。

三、老年人的性保健

（一）一般指导

应对老年人及其配偶、照料者进行有针对性的健康教育，鼓励和促进老年人与其配偶的沟通与亲昵。为老人提供舒适、隐私的环境空间，如门窗的隐私性、床的高度及适用性等。在时间的选择上以休息后为佳，老年女性由于雌激素水平下降而导致阴道黏膜较干，可使用润滑剂来进行改善。

（二）性卫生的指导

性卫生指导包括性生活频度的调适、性器官的清洁及性生活安全等，其中性生活的频度取决于其健康状况、文化修养和习惯等，没有固定的界限，一般以性生活的次日不感到疲劳且精神愉快较好。性器官的清洁卫生在性卫生中十分重要，要求男女双方在性生活前后都要清洗外阴，即使平时也要养成清洗外生殖器的习惯。应提醒老年人仍需注意必要的安全措施，如性伴侣的选择及保险套的正确使用等。

（三）对患病老年人的指导

1. 对呼吸功能不良的老人的指导　性活动会加重呼吸困难，因此性生活应选择在吸氧或药物治疗后，以提高患者的安全感。姿势的选择也很重要，侧位或坐位使双方不必担负对方的体重，比较有利于保持呼吸的平稳，还应学会在性活动中应用呼吸技巧来提高氧的摄入和利用。

2. 对患心脏病老人的指导　有心脏病的老人可以过性生活，但是应当充分了解心脏病的性质和轻重，在心脏允许的限度内进行适当、适度的性生活，劳累或饱餐饮酒之后不宜进行。性交时或性交后出现心慌气短、胸闷或心前区疼痛，提示有心肌缺血或损伤的可能，除暂停性生活外，还要及时就医以防意外发生。有心肌缺血的老人在性活动前 15 ~ 30 分钟服用硝酸甘油，可达到预防的效果。

3. 对其他患者的指导　对前列腺肥大患者应告之逆向射精是无害的，不要因此而心生恐惧；女性糖尿病患者可以通过适当使用药物或润滑剂等以减轻疼痛；关节炎患者可通过改变姿势或服用止痛药等方法来减轻不适，或在事前 30 分钟泡热水澡，使关节肌肉放松。

（四）ED 的治疗措施

老年男性常见的性问题为勃起功能障碍（erectile dysfunction，ED），特指在 50% 以上的性交过程中，不能维持足够的勃起而进行满意性交。ED 已成为老年患者的常见病及多发病，随着年龄的增长，ED 患病率也随之增加。有资料显示：ED 患病率，50～59 岁为 36.4%，60～69 岁为 74.2%，70 岁以上达 86.3%，这可能与老年人激素水平下降、血管硬化及性活动逐渐减少有关。医学上有多种方法可以协助老年 ED 患者改善其性功能，如真空吸引器、使用前列腺素注射、人工阴茎植入、药物使用等。上述这些方法并非适合每个人，需尊重老年人及其性伴侣的意愿和选择。

思考题

1. 老年人日常生活护理的注意事项有哪些？
2. 老年人常见的安全问题有哪些？
3. 跌倒、噎呛和坠床的概念、危险因素、护理诊断和主要护理措施是什么？
4. 老年人进餐的护理措施有哪些？

第五章 老年人的安全用药与护理

 学习目标

1. 掌握老年人的用药原则及护理。
2. 熟悉老年人常见的药物不良反应。
3. 了解老年人药动学和药效学的特点。

病例导入

　　张大爷，71岁，有高血压病史30余年，糖尿病病史10余年，脑梗死病史2年。每天服用10种药物，并皮下注射胰岛素。最近看某电视台广告说某保健药可以完全控制他的所有症状，要求女儿立即给他买。

　　问题：

1. 张大爷的治疗用药合理安全吗？他的要求可以满足吗？
2. 作为一名护理人员应该怎样指导老年人安全用药？

　　在生理方面，老年人肝肾功能退化，药物吸收、分布、代谢和排泄均受影响，不良反应的发生率升高；在病理方面，老年人往往身患数病，经常同时服用多种药物，容易发生药物的相互作用；在心理方面，很多老年患者求医心切、用药依从性较差；在知识方面，安全用药常识相对缺乏，自我风险管理能力较弱，容易出现不合理用药的情况。因此老年人的用药安全问题日益突出，并给老年人带来了健康威胁。

第一节　老年人药动学和药效学特点

　　随着年龄的增长，老年人各脏器的组织结构和生理功能逐渐出现退行性改变，药物代谢动力学和药物效应动力学也发生了相应改变，对药物的吸收、分布、代谢和排泄与青壮年人有明显的差异，影响了药物的疗效，导致了一些不良反应的发生。

一、老年人药动学特点

老年人药动学（pharmacokinetics in the elderly）是老年药物代谢动力学的简称，是研究老年人机体对药物处置的科学，即研究药物在老年人体内的吸收、分布、代谢和排泄过程及药物浓度随时间变化规律的科学。由于老年人生理机能的改变，其药动学随之也发生了改变，其改变有如下四个方面的特点。

（一）药物的吸收

药物的吸收是指药物从给药部位转运至血液循环的过程。大多数药物都通过口服给药，经胃肠道吸收后进入血液循环，到达靶器官而发挥效应。因此，胃肠道环境或功能的改变会对药物的吸收产生影响。影响老年人胃肠道药物吸收的因素有以下几点：

1. 胃酸缺乏、胃液 pH 值升高　70 岁的老年人，胃酸分泌较青年人减少 25% ~ 35%。胃酸缺乏，胃液 pH 值升高，有些药物的吸收减少，如弱酸性药物（阿司匹林）、磺胺类药物在正常胃酸情况下，在胃内不易解离，吸收良好，当胃酸缺乏时，其离子化程度增大，使药物在胃中吸收减少，从而影响药效。苯巴比妥、地高辛的吸收速率也因胃液 pH 值升高而减慢，从而起效慢。

2. 胃肠功能降低　一是老年人的胃肌萎缩，胃蠕动减慢，胃排空速率减慢；二是肠黏膜萎缩，肠蠕动减慢，肠内容物在肠道内移动时间延长，药物与肠道表面接触时间延长，使药物吸收增加，但小肠的上皮细胞数目减少、胆汁和消化酶分泌减少等因素都可影响药物的吸收。因此，药物经主动转运吸收的量减少，但被动扩散吸收的药物受影响不大。

3. 胃肠血流减少　老年人胃肠血流减少约 40% ~ 50%，使得药物的吸收量下降，如心功能不全时，地高辛、氢氯噻嗪等药物的吸收会减少。肝血流量减少可使药物的首过效应减弱，对某些首过效应明显的药物（如普萘洛尔等）消除减慢，使其血药浓度升高。

（二）药物的分布

药物的分布是指药物吸收进入体循环后向各组织器官及体液转运的过程。老年人生理功能的衰退会影响药物的分布。

1. 组织血液灌注量减少　老年人血流量的减少可影响药物到达某一机体器官的浓度，从而降低某些药物的效应。

2. 血浆蛋白减少　血浆蛋白的浓度随着老年人年龄的增加而降低，造成可供药物结合的血浆蛋白成分减少，因而药物与血浆蛋白的结合率降低。应用两种以上药物时，由于药物之间竞争血浆蛋白结合点而产生的竞争性置换作用，可使某一药物的血浆游离药物浓度增加，而产生药物毒性的危险性也增加，如华法林、水杨酸盐等。

3. 水分减少　老年人脂肪组织增加，机体含水总量及非脂肪组织减少，细胞内液也相对减少，女性比男性更显著。因此，脂溶性较大的药物，如地西泮、苯巴比妥、利多卡因等，在老年人的组织细胞内分布的容积增大，药物作用时间较久，半衰期延长，易导致蓄积中毒。但对于水溶性药物（如吗啡等），其在体内分布的容积减少，血药浓度增加，因此副作用和毒性反应的出现也会增加。

（三）药物的代谢

药物的代谢是指药物在体内发生化学变化的过程，又称生物转化。肝脏是药物代谢的主要器官，老年人随着年龄的增大，肝实质细胞数量减少；肝血流量比成年人降低40%～65%；肝酶合成减少，活性减弱；肝脏对药物的代谢速度只有年轻人的65%；以上因素致使老年人药物代谢速度减慢，半衰期延长，易造成某些主要经肝脏代谢的药物蓄积，如普萘洛尔、氯丙嗪、利多卡因、保泰松等。因此，老年人应用这些药物时，应注意减量或延长药物应用的间隔。

老年人肝脏代谢药物能力的改变不能采用一般的肝功能检查来预测，这是因为肝功能正常不一定说明肝脏代谢药物的能力正常。一般认为，血药浓度可反映药物作用强度，血浆半衰期可作为预测药物作用和用药剂量的指征。

（四）药物的排泄

药物的排泄是指药物在体内经吸收、分布、代谢后，最后以药物原形或其代谢物的形式通过排泄器官或分泌器官排出体外的过程。

肾脏是大多数药物排泄的重要器官。老年人随着年龄的增长，肾小球滤过率和肾血流量都会有所降低，老年人在65岁时肾血流量为年轻人的40%～50%。老年人的内生肌酐清除率（Ccr）也比中青年人明显降低。因此，老年人使用经肾脏排泄的常用量药物时，易使血药浓度增高或半衰期延长而出现蓄积中毒。如使用地高辛、雷尼替丁、卡托普利、氨基糖苷类抗生素等药物时应慎重，并根据Ccr调整给药剂量或间隔时间。老年人如有失水、低血压、心力衰竭或其他病变时，可引起肾功能损害，故用药更应小心，最好能监测血药浓度。

老年药动学改变的主要特点为：①药动学过程降低，绝大多数药物的被动转运吸收不变，主动转运吸收减少；②药物代谢能力减弱，药物排泄功能降低；③药物消除半衰期延长，血药浓度增高。

二、老年药效学特点

老年药效学（pharmacodynamics in the elderly）是老年药物效应动力学的简称，是研究药物的效应及其作用机制，以及药物剂量与效应之间的规律。老年药效学发生改变是因为机体效应器官对药物的反应随年龄增长而发生的改变。其改变有如下特点：

（一）对药物的敏感性发生改变

1. 对大多数药物的敏感性增高、作用增强 主要表现为对中枢神经系统药、抗凝血药、利尿药及抗高血压药的敏感性增高，如吗啡、地西泮、地尔硫卓、维拉帕米、沙丁胺醇等药效可增强。

2. 对少数药物的敏感性降低 如多巴胺、异丙肾上腺素、异丙托溴铵等药效均降低。

（二）对药物的耐受性降低

1. 多药合用耐受性明显下降 老年人单一用药或少数药物合用的耐受性较多药合用为好，如利尿药、镇静药、安定药各一种并分别服用，耐受性较好，能各自发挥预期疗效。但若同时合用，则患者不能耐受，易出现体位性低血压。

2. 对易引起缺氧的药物耐受性差 因为老年人呼吸系统、循环系统功能降低，应尽量避免使用这类药物，如哌替啶对呼吸有抑制作用，禁用于患有慢性阻塞性肺气肿、支气管哮喘、肺源性心脏病等患者，慎用于老年患者。

3. 对排泄慢或易引起电解质失调的药物耐受性下降 老年人由于肾调节功能和酸碱代偿能力较差，对于排泄慢或易引起电解质失调的药物的耐受性下降，故药物使用剂量宜小，间隔时间宜长，还应注意检查药物的肌酐清除率。

4. 对肝脏有损害的药物耐受性下降 老年人肝功能下降，对利福平及异烟肼等损害肝脏的药物耐受力下降。

5. 对胰岛素和葡萄糖耐受力降低 由于老年人大脑耐受低血糖的能力较差，易发生低血糖昏迷。

此外，老年人对洋地黄类强心苷十分敏感，应用时慎防洋地黄中毒。老年人凝血功能减弱，抗凝血药的用量需相应减少。

三、药物不良反应

（一）药物不良反应的概念

药物不良反应（adverse drug reaction，ADR）是指在正常剂量的药物用于预防、诊断、治疗疾病或调节生理机能时出现的有害的和与用药目的无关的反应。包括副作用、毒性作用、变态反应、特异质反应、药物依赖性、致癌作用、致突变作用、致畸作用、首剂效应、停药综合征等。

（二）老年人最常发生不良反应的药物

老年人最常发生不良反应的药物主要有抗菌药、抗高血压药、非甾体抗炎药、肾上腺皮质激素和苯二氮䓬类药，其次为抗帕金森病药、抗恶性肿瘤药、精神病药、地高辛等。

（三）老年人发生药物不良反应的特点

1. 发生率高 是成人的 2～3 倍。

2. 程度和后果较严重 可导致体位性低血压，或出现晕厥、跌倒，甚至死亡。

3. **表现特殊** 症状不典型，与原发病不易鉴别；常表现为特有的老年病五联症（精神异常、跌倒、大小便失禁、不思活动、生活能力丧失）；药物矛盾反应相对多见。

（四）老年人药物不良反应发生率高的原因

1. **长期多种药物治疗** 老年人常患慢性病或同时患多种疾病，长期接受多种药物治疗，且剂量大等都是老年人药物不良反应发生率高的主要原因。

2. **药动学和药效学改变** 从药动学方面来说，老年人因肝、肾功能减退，白蛋白降低及脂肪组织增加，造成药物的肝代谢或肾排泄减慢，并使血药浓度升高，容易发生药物不良反应。从药效学方面来说，老年人对中枢神经系统药、抗凝药、利尿药及抗高血压药的敏感性增高，导致药物在正常剂量下的不良反应增加，甚至出现某些药源性疾病，此外，免疫功能下降，可使药物变态反应的发生率增加。

3. **用药依从性较差** 用药依从性是指患者对医嘱的服从或遵从，即患者求医后其行为与临床医嘱的符合程度，是指遵循医嘱的行为活动。由于老年人记忆力减退，对药物不了解或一知半解，或忽视规定用药的重要性，或服药数量多等原因，均可造成漏服、误服、忘服、多服或不按时服等问题。因此，对老年患者用药宜少，疗程应简化，给药方法要详细嘱咐。

4. **擅自服用药物** 老年患者由于安全用药常识的缺乏，自我风险管理能力较弱，加之求医心切，易出现偏信广告、偏方，迷信名贵药、新药，擅自服用滋补药、保健药、抗衰老药和维生素等现象，从而引起药物不良反应，甚至服用假药，造成严重后果。

（五）常见的药物不良反应

1. **精神症状** 老年人脑细胞数量减少，脑血流量下降和脑活力减退，因此对中枢神经抑制药的反应敏感性增高，易出现精神错乱、共济失调、抑郁和痴呆等表现。

2. **体位性低血压** 使用降压药、三环抗抑郁药、利尿剂、血管扩张药时，易发生体位性低血压（由于体位的改变，如从平卧位突然转为直立，或长时间站立发生的低血压）。

3. **耳毒性** 老年人内耳毛细胞数目减少，如果使用易在内耳积聚的耳毒性药物可导致永久性耳聋。耳毒性药物是指毒副作用主要损害第八对脑神经（位听神经），中毒症状为眩晕、平衡失调、耳鸣及耳聋等的一类药物。常用的有氨基糖苷类抗生素、乳糖酸红霉素、长春新碱、顺铂、阿司匹林、呋塞米（速尿）等，其中氨基糖苷类抗生素的耳毒性在临床上最为常见。

4. **尿潴留** 三环抗抑郁药和抗帕金森病药有副交感神经阻滞作用，可引起尿潴留。另外，前列腺增生的老年人使用强效利尿药也可引起尿潴留，应谨慎小心。

5. **药物中毒** 老年人由于老化而导致机体各系统功能衰退，对药物的吸收、代谢及排泄功能均有所下降，易引起肝、肾、心等器官的毒性反应。

（六）严重的药物不良反应

严重的药物不良反应有过敏性休克、肝肾功能异常、心律失常、重型药疹、白细胞和血小板减少、中枢神经系统反应等。过敏性休克发病迅速，危害性严重，有的患者一开始即表现为严重休克或呼吸衰竭、持续性痉挛，且过敏性反应难于预测，虽然发生率低，但死亡率极高。

知识拓展

老年患者不良反应报告比例逐年上升

据国家药品不良反应监测年度报告（2014 年），老年患者不良反应报告比例逐年上升。2009～2014 年药品不良反应/事件报告的年龄分布显示，65岁以上老年患者的不良反应报告比例已连续 5 年呈现小幅升高态势。2014 年，65 岁以上老年人的不良反应报告占 19.9%，较 2013 年升高了 2.1 个百分点。一些药品的严重不良反应报告中，65 岁以上老年患者占严重病例报告总人群的 27.3%。

第二节　老年人的用药原则

老年人用药时应在专业医生的指导下，根据自身体质、患病状况和药理学理论来选择最佳的药物及其制剂，并按个体化制定或调整给药方案，才能达到安全、有效、经济、合理的用药。为此老年人应遵循以下用药原则。

一、选药原则

1. 先诊断，后用药　用药前应根据老年人的病情由专业医生做出正确诊断，明确适应证，选择疗效肯定、不良反应小的药物。

2. 先非药物疗法，后药物疗法　老年人治疗疾病时根据病情应首选非药物疗法，如理疗、按摩、针灸、食疗和心理疗法等，例如老年人便秘时，若能通过进食富含纤维素的食物或腹部按摩等方式纠正改善，则无须用药。但急症和器质性病变应进行药物治疗。

3. 先老药，后新药　常用的"老药"多经过长时间的临床实践，疗效肯定。新药虽在某一方面疗效独特，但应用时间较短，其毒副作用还没有完全被大家熟知。

4. 先外用药，后内服药　为了减少对老年人机体的毒害作用，能用外用药治疗的疾病（如皮肤病、风湿疼痛、扭伤等），最好不使用内服药物进行治疗。

5. 先内服药，后注射药　老年人的心、肝、肾等重要器官功能减退，能用内服药使疾病有所缓解时，最好不使用注射剂。注射和输液，很容易引起输液热原反应、过敏反应、局部肿胀和出血等并发症。

6. **先中药，后西药** 相对而言，中药的毒副作用比西药小，治疗慢性疾病最好首选中药。只有当西药确有疗效且副作用较小时，才考虑先用西药。

二、安全原则

1. **最低有效剂量** 《中华人民共和国药典》规定，老年人用药量为成人量的3/4。一般开始用成人量的1/4~1/3，然后根据临床反应调整剂量，直至出现满意疗效而无药物不良反应为止。对高龄、体重较轻、一般情况较差的老年患者，用药应遵循从"最小剂量"开始逐渐达到适宜的最有效剂量，并做到"岁加药减"，80岁以上应为成人量的1/2，部分特殊药品如强心苷类药品，仅为成人量的1/4至1/2。

2. **应用5种以下药物** 老年人常同时患有多种疾病，需多药合用，但也要避免同时给予太多药物，药物品种要尽量减少，应视病情的轻重、缓急、先后论治，以减少药物的不良反应。据统计，同时用药5种以下者，药物不良反应发生率为6%~8%，同时用6~10种时升至40%，同时用15~20种以上时，发生率升至70%~80%。联合用药品种愈多，药物不良反应发生的可能性愈大。因此，专家建议老年人联合用药在5种以下为宜。

3. **加强药物监测** 在老年人出现的药物不良反应中，通过药物监测，有很多是可以预防的。如老年人服用地高辛、抗心律失常药、抗高血压药、抗糖尿病药和抗生素等，除密切监视药物不良反应外，还应定期做血药浓度监测或其他相关检查，如血压、心电图、电解质、血生化、肝肾功能等检查，以指导安全用药。尤其是治疗量和中毒量比较接近的药物。

4. **及时调整或停药** 随时观察老年患者用药后的病情变化、服药后的反应及辅助检查结果，一旦出现不良反应，应及时调整或更换药物，严重的应立即停用药物。

5. **避免禁忌证或慎用的药物** 老年人一定要在专业医生的指导下慎重服用安眠药，以防出现或加重其他身体疾病，甚至出现老年痴呆。活动性胃肠道消化性溃疡和近期胃肠道出血，是所有非类固醇消炎止痛药首要的禁忌证。

此外，还应不私自用药，不滥用滋补药及抗衰老药。

三、应用原则

1. **掌握最佳的用药时间** 根据时间生物学和时间药理学的原理选择最佳给药时间。这是因为人体的生理和病理变化与昼夜节律有关，不同的药物均有各自的最佳吸收和作用时间，因此有凌晨、空腹、饭前、饭时、饭后、晚上或睡前等用药的要求，以此达到最好的疗效。如胰岛素在凌晨4时给药，其疗效远大于其他时间给药；吗啡21点给药镇痛作用最强，15点给药镇痛作用最弱；有些对胃肠道刺激较大的药物，如铁剂、某些抗生素等，放在饭后服用会减轻其对胃肠道的刺激；而一些健胃药物、抗酸药物及解痉止痛药物等，在饭前服用则会收到较好的疗效；降压药应在血压高峰前给药，一般上午 9～11 时和下午 15～18 时为血压高峰期，不要在血压低谷前给药，一般晚上至早晨起床前为血压低谷期；降糖药一般要求饭前半小时给药，但有些药如拜糖平（阿卡波糖）等，必须在进餐时给药；他汀类降血脂药晚上给药比白天更有效；心绞痛发作频繁的患者，大便前或上楼梯前含服硝酸甘油片，可预防发作。

2. 选择有效的给药途径和方法　老年患者需要长期用药时，尽可能口服给药。对吞咽困难，不能用片剂、胶囊剂的患者可改用颗粒剂或液体剂型，必要时注射给药。老年人因胃肠道功能不稳定，所以尽量减少肠溶缓释片，避免因胃肠蠕动加速而吸收不充分，也可因便秘而增加吸收以产生毒性。硝酸甘油片不能吞服，而要放在舌下含服。急性疾患可选择注射、舌下含服、雾化吸入等给药途径。

3. 注重个体化用药　老年人个体之间体质差异较大，脏器及各种组织功能下降程度亦不同，再加上病情轻重各异，对药物作用存在较大的个体差异。有的药应用普通剂量不生效，而有些药常用剂量却发生毒副反应。因此，老年人用药要因人而异，用药种类和剂量，要遵守个体化原则。主要根据老年人的年龄、体重、体质、肝肾功能、临床表现、治疗反应等进行综合考虑，不能千篇一律。

知识拓展

"3P"医学

"3P"医学就是预防（preventive）医学、预测（predictable）医学和个性化（personal）医疗。"3P"医学是将预警、预防以及针对不同患者的个性化治疗有机地结合为一体，全面提高人类的健康水平。3P 医学注重个体差异，以患者为中心的个体化医疗将彻底改变人们目前已经习惯了的疾病诊断和治疗模式，被誉为 21 世纪医学发展的新方向。

第三节　老年人的用药护理

随着年龄的增长，老年人记忆力减退，学习新事物的能力下降，对药物的治疗目的、服药时间、服药方法常不能正确理解和实施，影响了用药安全和药物治疗的效果。因此，指导老年人正确安全用药是护理人员的一项重要工作。

一、全面评估

1. 用药史评估　详细评估老年人的用药史，包括既往和现在的用药情况、药物的过敏史、引起副作用的药物及老年人对药物的了解情况，并建立完整的用药记录资料。

2. 各系统老化程度评估　评估老年人各脏器的功能情况，如肝、肾功能的生化指标及患病情况。

3. 服药能力评估 包括视力、听力、阅读能力、理解能力、记忆力、吞咽能力、获取药物的能力、发现不良反应的能力。

4. 心理、社会状况评估 了解老年人的文化程度、饮食习惯、家庭经济状况，对当前治疗方案和护理计划的了解、认识程度和满意度，家庭的支持情况，对药物有无依赖、期望及恐惧等心理。

二、密切观察

老年人药物不良反应发生率高，护理人员在观察药物疗效的同时要注意观察老年人用药后可能出现的不良反应，及时处理。如对使用降压药的老年患者，要注意提醒其直立、起床时动作要缓慢，避免体位性低血压。地高辛是临床常用的强心药，该药有效治疗的安全范围狭窄，治疗量与中毒量非常接近，个体差异亦较大，若服用不当，极易发生中毒反应，需密切观察有无恶心、呕吐等消化道反应，或视觉障碍、神经系统症状及心脏反应等。

三、定期监测

使用对骨髓、肝、肾、眼、耳等有损害的药物时，应注意血药浓度的监测，定期进行肝、肾功能的检查，便于早期发现不良反应或毒性反应，及时调整药量及种类。对长期服用某一种药物的老年人，也应注意监测血药浓度。

四、护理措施

（一）服药护理

在口服药片或胶囊时，应至少用半杯温开水（约150mL）送服，水量过少药片易滞留在食道壁上，既刺激食道，又延误疗效。服药的姿势以站立最佳，如情况特殊，亦应尽量坐直身体，吞下药片约1分钟后再躺下。此外，注意给药方式，如舌下含服硝酸甘油者不可吞服；控释片、缓释片以及肠溶片不宜掰碎或嚼碎后服用。

（二）不同人群的用药护理

1. 住院、住公寓的老年人 护理人员应严格执行给药操作规程，按时将早晨空腹服、食前服、食时服、食后服、睡前服的药物分别送到患者床前，并照顾其服下。

2. 独居的老年人 将一周需用的药物预先分放好，便于老年人服用，也可建立服用药品的日程表或备忘卡。独居老年人服药自理存在问题者则需加强社区护理干预。

3. 精神异常或不配合治疗的老年人 护理人员需协助和督促患者服药，并确定其是否将药物服下。

4. 吞咽障碍和意识不清的老年人 可通过鼻饲管给药。

（三）漏服药物护理

老年人一般都相对健忘，常常忘了服药或不按时服药。如忘记服药的时间与正常服药时间接近，最好是及时补服，以减少漏服药物带来的不良影响。如果漏服药品时间超过用药时间间隔的一半以上，一般不需要再补服，以免引起血药浓度突然升高而造成药物中毒。

（四）用药监管

为了按时服药、不忘记服药，老年人应当在家属、亲友的协助和监护下用药。能自理的老人最好是自己管理，可采取以下措施：把药放在显眼位置，如餐桌上、电视机旁、卧室床头、电话旁等处；制作自己的小药盒；定好闹钟，按时吃药；认真保管药盒说明书；买一个智能电子药盒，可自动定时提醒服药。

（五）药品管理

对于外用药物，应与口服药分开放置，并在盒子外贴上红色标签，注明不可口服。遇热易破坏的生物制品、抗生素等应冷藏，如胰岛素应保存在2℃～8℃的冰箱冷藏室内。帮助老年人保管药品，定期整理药柜，保留常用药和正在服用的药物，弃除过期变质的药品。

五、健康指导

1. 护理人员可采取健康咨询、老年保健讲座、发放宣传资料、个别指导等综合性教育方法，实施安全用药健康教育，让老年人循序渐进地学习相关知识。

2. 鼓励首选非药物性措施，走出用药求新、求洋、求贵、求多、滥用非处方药和滋补药的误区，让老人理解合理和安全用药的重要性和意义，使其知晓按医嘱服药是提高疗效和避免不良反应及意外事故发生的重要保证。

3. 鼓励老年人参与治疗方案与护理计划的制定，提高自我管理能力及用药的依从性。还要重视对其家属进行有关安全用药知识的教育，使他们学会正确协助和督促老年人用药。

思考题

1. 老年人的用药原则都包括哪些内容？
2. 老年人为什么容易出现药物不良反应？其常见的药物不良反应有哪些？
3. 护理人员对老年人用药应采取哪些护理措施？

第六章 老年人常见的健康问题与护理

 学习目标

1. 掌握老年人常见健康问题的概念、主要护理措施。
2. 熟悉老年人常见健康问题的病因、临床特点及护理诊断。
3. 了解老年人常见健康问题的健康指导。

猝死、疼痛、便秘、睡眠呼吸暂停综合征、皮肤瘙痒等常见健康问题的发病，随着年龄增长而增多，尤其高发于空巢和高龄老年人。这些常见健康问题可使老年人疾病突发或使原有疾病加重，增加老年人群的身心负担，甚至威胁生命。因此针对老年人常见健康问题应实施早预防、早发现、早干预。

第一节 猝 死

病例导入

王老师，男，65岁，退休教师，既往有冠心病病史。2日前中午酒足饭饱后与朋友打乒乓球，在激烈的活动中突然倒地，不省人事。立即拨打120急救，抢救无效死亡，最后确诊为心脏性猝死。

问题：

1. 什么是猝死？什么病因可导致猝死的发生？
2. 猝死的预防措施有哪些？

猝死（sudden death）是一种世界范围的病症，是一个似乎健康或病情已经基本恢复或稳定者，突然发生意想不到的非人为死亡。在美国，每年有30万~40万人死于心脏性猝死，占猝死总人数的88%。在我国，猝死的发生率占各类死亡的1%~3.6%，其中心脏性猝死占猝死的66%~80%，老年人的心脏性猝死占老年人猝死的90%以上。

【概念】

老年人猝死是指老年人（年龄 > 60 岁）未能预期的、非创伤性的、非自杀性的突然死亡。从发病至死亡的时间，WHO 定为 6 小时以内；一些心脏病学专家主张将发病后 1 小时内死亡作为"猝死"标准；也有专家认定为 24 小时以内。猝死的特点是突发性、意外性和自然性。

【病因】

猝死作为急诊常见死亡原因多见于以下几种类型：

1. 心脏性猝死　心脏性猝死又称冠心病猝死，是老年人猝死的首位原因，也是冠心病最严重的表现形式之一。猝死前少有明显症状，发病至死亡时间常 ≤ 1 小时，多由于心肌缺血缺氧导致心电生理紊乱，进而引起严重的致死性室性心律失常，常为心室颤动。

2. 出血性脑卒中　高血压是其主要危险因素，患者常因未按医嘱坚持正规服用降压药，当情绪激动、过度劳累时血压骤然波动，导致严重脑出血而猝死。

3. 急性重症胰腺炎　常因暴饮暴食、酗酒或酒足饭饱之后突然发生急性重症胰腺炎。此病可出现胰腺广泛出血、坏死，病理演变迅速，胰腺组织坏死难以恢复，常累及胰外组织。若并发酶血症、酶性脑病、全身中毒症状、休克、多器官功能衰竭等，最终将导致猝死发生。

4. 糖尿病　糖尿病患者若常年得不到有效治疗，可导致高血糖、高脂血症、高血黏度等代谢紊乱，进而突发心脑血管梗死伴多器官功能衰竭而导致猝死。

5. 睡眠猝死　常见原因是睡眠呼吸暂停综合征。患者在睡眠中呼吸失调、呼吸暂停时间过长（> 15 秒）而导致窒息死亡，与老年人肥胖、口咽软组织松弛、用药不当等有关，尤其在仰卧时易致呼吸道内陷、气道阻塞进而导致猝死。

【临床特点】

患者突然意识丧失，可昏倒于各种场合；面色苍白或发绀等；部分患者可有短暂抽搐，随即全身肌肉松弛。查体：呼吸停止、瞳孔散大、大动脉搏动消失、心音消失、血压测不到。部分患者可有大小便失禁。

【辅助检查】

心电图常见以下 3 种表现：

1. 室颤（或扑动）波型。

2. 心室停搏，心电图直线或仅有心房波。

3. 心电机械分离，心电图呈缓慢畸形的 QRS 波，但不产生有效的心肌机械性收缩。

【常用护理诊断】

1. 潜在并发症：猝死　与各种疾病导致心肌缺血缺氧、脑血管破裂出血、机体代谢紊乱及气道阻塞等有关。

2. 焦虑　与担心疾病预后有关。

【护理措施】

猝死可发生在任何场所，而医院是患者高度集中的地方，因而猝死更为常见。老年人猝死一旦发生将难以挽回，因此应重在预防。

1. 预防措施

（1）诱因预防　老年人猝死诱因多种多样，主要为情绪激动、过度劳累、吸烟、饱食、睡眠呼吸暂停综合征、心律失常及抗心律失常药物使用不当、水电解质紊乱、高血压、糖尿病、血脂异常、寒冷刺激、感染等，其中情绪激动和过度劳累是最主要的诱因。

（2）观察先兆　部分患者猝死前数日内即可出现前胸或心前区疼痛频繁发作、胸闷、心悸、胸部紧缩感、伸手捶胸、极度乏力等；猝死前可有双目凝视、面容呆滞、双拳紧握、短暂意识障碍、呼吸变慢或暂停、心率极慢、血压下降等。

（3）定期检查　老年人坚持根据身体状况每年至少1次体检，包括心电图、心肺听诊、胸片、B超、血液生化等，心电图可疑时宜多次复查，力争早诊断、早治疗。

（4）规范治疗　易导致猝死相关疾病的患者，应严格遵医嘱进行正规治疗，认真控制血压、血糖、血脂及体重。如冠心病患者，若冠状动脉主干或有2~3支动脉病变，狭窄达75%以上时，宜及早行介入手术治疗。

（5）心理调节　老年人尤其是患有高血压、心脏病者，应防止动怒和大喜大悲，生活作息应规律，睡眠要充足，养成右侧卧位睡眠的习惯，睡觉时手勿放于胸前。

（6）注意饮食　老年人应戒烟限酒，避免喝咖啡、浓茶；坚持低脂、低热量、低盐饮食；忌暴饮暴食，晚餐不宜饱食。

（7）适度运动　老年人运动宜适度忌过量，宜参加的项目有太极拳、广播体操、步行、慢跑、钓鱼、乒乓球、门球等。

2. 救护措施

（1）判断心脏停搏　诊断标准为：呼吸停止、意识丧失、瞳孔散大、大动脉搏动消失。临床表现为：意识突然丧失，昏倒于各种场合；面色苍白或发绀等；瞳孔散大；部分患者可有短暂抽搐，随即全身肌肉松软。

（2）早期心肺复苏　立即就地抢救。不间断心肺复苏（CPR）是猝死抢救的最主要措施，越早开始成功率越高，预后越好。相关知识详见《基础护理学》及《急危重症护理学》。

【健康指导】

1. 疾病知识宣教　老年人及其照顾者、家属能正确认识疾病及相关知识，严格遵医嘱进行疾病监测、控制和治疗。

2. 猝死预防知识宣教　老年人及其照顾者、家属熟悉预防猝死发生的相关知识和措施，并能正确应用。

第二节　疼　痛

世界疼痛大会将疼痛确认为继呼吸、脉搏、体温和血压之后的"人类第五大生命指征"，具有重要的生物学意义。急性疼痛往往是一种症状，是机体患病的信号；慢性疼痛则是一种疾病。据不完全统计，目前世界疼痛的发病率为 35% ~ 45%，其中老年人发病率较高，为 75% ~ 90%。在老年人中慢性疼痛的比例高达 1/3 至 1/2，且常常伴有焦虑、抑郁、行走困难、睡眠障碍和康复缓慢等，严重影响了老年人的生活质量。因此应重视早诊断并积极科学地止痛。

【概念】

疼痛（pain）是组织损伤或潜在组织损伤所引起的不愉快感觉和情感体验，是机体对有害刺激的一种保护性防御反应。

疼痛常具有 3 个特征：①个体身心受到侵害的危险警告；②一种身心不舒适的感觉（主观感受）；③常伴有生理、行为和情绪反应。

【病因】

1. 肌肉骨骼系统疾病　如组织损伤、反射性肌肉痉挛、骨折、骨关节炎、痉挛等。
2. 神经系统疾病　如病毒感染所致带状疱疹、糖尿病导致的周围神经病变等。
3. 肿瘤和其他慢性疾病　如肿瘤、血管痉挛、阻塞、静脉炎等。
4. 心理因素　如头痛、胃痛可由愤怒、紧张、焦虑等因素造成。

老年人最常见的病因是骨关节疾病引起的疼痛。

【临床特点】

疼痛时常见表情痛苦、呻吟、某特定姿势或改变体位；可伴有自主神经系统症状，如心跳加速、呼吸增快、血压升高等；偶伴有恶心、呕吐、出汗、肌紧张，严重时可发生疼痛性休克。

按发病时间分为以下 2 种：

（1）急性疼痛　短时间内突然发生，多在 1 个月内，有明确的原因，如骨折、手术，常伴有自主神经系统症状，用常规的镇痛方法可以控制。

（2）慢性疼痛　起病较慢，疼痛持续 3 个月以上，常有持续性、顽固性和反复发作的特点。多与慢性病有关，一般无自主神经系统症状，但常伴有抑郁等心理问题的发生。

【辅助检查】

1. 头颅 CT、X 线摄片、超声及心电图检查等可帮助寻找原因。

2. 使用语言评分法（VRS）、数字评分法（NRS）、文字描述评分法（VDS）、视觉模拟评分法（VAS，图6-1）、面部表情疼痛量表（FPS-R，图6-2）、Prince-Henry评分法、FLACC量表、COPPT量表、McGill疼痛问卷表及疼痛简明记录表（BPI）等疼痛评估工具。其中视觉模拟评分法（VAS）最常用，且敏感可靠。

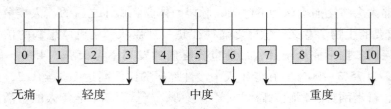

图6-1　视觉模拟评分法（VAS）

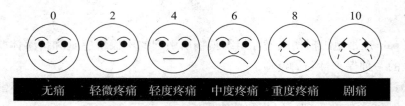

图6-2　面部表情疼痛量表（FPS-R）

【常用护理诊断】

1. 急/慢性疼痛　与组织损伤和反射性肌肉痉挛等有关。
2. 焦虑和抑郁　与疼痛反复，对疼痛治疗信心降低有关。

【护理措施】

1. 药物止痛　药物治疗常为老年人控制疼痛最常用、最基本的方法，但需合理用药。常用药物有以下几类：

（1）非甾体类抗炎药（NSAID）　非甾体类抗炎药有解热、抗炎、镇痛和抗风湿的作用，也是恶性肿瘤的早期治疗和辅助止痛药物。对轻、中度的肌肉骨骼疼痛，首选对乙酰氨基酚（泰诺林）。NSAID不能长期使用，否则会引起胃肠道出血、肾脏损害、钠潴留、血小板功能障碍等。此外要注意该类药物的天花板效应。

知识拓展

非甾体类抗炎药的"天花板效应"

非甾体类抗炎药的"天花板效应"是指当药物达到一定剂量后，其镇痛效果不会随着剂量增加而增强，只有药物不良反应的增加。

（2）阿片类药物　以吗啡为主，适用于 NSAID 无效的中、重度疼痛。此药老年人的半衰期长于年轻人，因此镇痛效果较好。正规服用此类药物两周以上者，可能出现不同程度的生理性依赖，但只有少数老年患者表现出成瘾和精神依赖，此类药物主要副作用有恶心、呕吐、便秘、镇静、呼吸抑制等。

（3）辅助镇痛药　主要有：①糖皮质激素：对部分癌痛有效，副作用有消化不良、胃肠道出血、水肿或轻度狂躁症；②抗抑郁药：三环类抗抑郁药除抗抑郁效应外，还对神经痛有镇痛作用，如阿米替林和单胺氧化酶抑制剂。

（4）其他药物　老年人常用氯硝西泮、卡马西平、苯妥英钠等治疗神经性疼痛，副作用为头晕、嗜睡、共济失调和认知障碍。曲马朵由于对呼吸抑制作用弱，因此主要适用于中等程度的手术等急性疼痛。

（5）外用药　辣椒素可抑制传导神经纤维中疼痛物质的外溢而止痛，使用安全，可以缓解骨骼肌疼痛和神经痛导致的炎症反应及皮肤过敏，广泛应用于关节炎、带状疱疹、糖尿病引起的周围神经病变。常见类型有霜剂、膜剂和贴膏，用药后要彻底清洗。此外芬太尼透皮贴剂具有高效和无皮肤刺激作用的优点，也广泛应用于临床。

2. 非药物止痛

（1）冷热疗法　冷敷可收缩血管，减轻炎症组织损伤后的水肿；热敷可扩张血管，增加局部血运，加强肌肉组织弹性从而降低关节强直度，注意勿烫伤。

（2）运动锻炼　对减轻亚急性、慢性疼痛效果显著。

（3）其他　如音乐疗法、放松疗法、针灸、理疗及按摩等均有助于减轻疼痛。

3. 心理护理

（1）认真倾听老年人的主诉，并同情、关爱老年人。

（2）重视老年人疼痛并及时帮助其缓解，从而改善老年人的紧张情绪和痛苦表现，以提高睡眠质量。

（3）必要时咨询心理医生。

【健康指导】

1. 疼痛评估　老年人及其照顾者、家属应学会疼痛评估方法和工具，及时了解疼痛程度并作相应处理。

2. 治疗指导　老年人及其照顾者、家属应学会简单的非药物镇痛方法，熟悉药物止痛的方法、注意事项、副作用及止痛药与其他疾病用药的相互作用。

第三节　便　　秘

病例导入

姚大爷，65 岁，丧偶，独居。生活中喜静厌动，饮食上喜肉食，厌蔬菜，嗜辣。一个月前体检结果显示血脂偏高，近日来自觉排便困难，每周排便 2 ~ 3 次，大便干结，曾自行购买酚酞片服用，但效果不佳，且食欲下降，故前来就诊。

请思考：

该患者主要的护理诊断是什么？应采取什么护理措施？

便秘为老年人的常见症状，约占老年人群的 1/3。据我国流行病学调查，便秘发病率为 9% ~ 13%，其中 25% ~ 50% 的患者为老年性便秘。老年人便秘最常见的并发症为粪便嵌塞，若不及时处理可发展为肠梗阻、结肠溃疡、溢出性大便失禁、矛盾性腹泻等。长期便秘者还可诱发或加重痔疮、肛裂、良性前列腺增生、高血压等疾患，更有甚者可导致大肠癌、心脑血管意外等疾病的发生，可直接威胁老年人的生命。

【概念】

便秘（constipation）是指排便困难、排便次数每周少于 3 次且粪便干结、量少，便后无舒畅感。

【病因】

便秘可以是功能性异常，也可以是器质性病变的表现，老年人群以慢性功能性便秘多见。老年人随年龄增长，内脏感觉逐渐减弱，难以觉察每天结肠发出的数次蠕动信号，错过最佳排便时机。同时各部分肌群，如横膈、腹壁、盆底横纹肌、结肠平滑肌的收缩力也逐渐减弱，促使排便更加困难而导致便秘发生。此外，心理、社会因素也会影响老年人正常排便。

【临床特点】

1. 主要症状　排便次数减少，排便周期延长；粪质坚硬，排便困难；排出无力，出而不畅。

2. 伴发症状　可有腹痛、腹胀、食欲下降、头痛头晕、口臭、会阴部胀痛、肛裂、痔疮、排便带血、汗出气短、心悸等，部分患者还伴有失眠、烦躁、多梦、抑郁、焦虑等精神心理障碍。

3. 并发症　严重的可出现粪便嵌塞、粪瘤与粪石、粪性溃疡、大便失禁、直肠脱垂等。

4. 腹部体检　常可在降结肠或乙状结肠部位触及痉挛的肠管或粪块，排便后消失。肠梗阻者则可见肠型及肠蠕动波。

【辅助检查】

结直肠镜、钡剂灌肠等，以排除结肠、直肠病变和肛门狭窄等病变。

【常用护理诊断】

1. 便秘　与肠蠕动减少、药物副作用等有关。
2. 潜在并发症：痔疮　与长期便秘有关。
3. 知识缺乏　缺乏便秘相关知识。
4. 焦虑　与长期便秘有关。

【护理措施】

1. 饮食调节　饮食调节是治疗便秘的基础。多食富含纤维素的蔬菜水果，如芹菜、韭菜、红薯、香蕉等；保证每日饮水量在 2000～2500mL；饮食规律，有利于形成规律的胃结肠反射和胃肠蠕动，可有效预防便秘。

2. 行为指导　指导老年人定时（早晨或饭后）排便，重建良好排便习惯。根据身体状况每天坚持 30～60 分钟的活动和锻炼，既可促进肠蠕动、强壮身体，又可改善情绪。卧床或乘坐轮椅的老年人可通过转动身体、挥动手臂等方式进行锻炼。

3. 适宜环境　老年人排便应环境舒适，时间充足，尤其需满足老年人对私人空间的需求。房间内若居住两人以上者，可于床单位间设置屏风或床帘。照顾老年人排泄时，只协助其无力完成部分，不应一直在旁守候，避免引起老年人紧张而影响排便，更不能催促，避免引起老年人不愿麻烦照顾者而憋便，而导致便秘或失禁。

4. 腹部按摩　清晨和晚间排尿后取屈膝仰卧位，腹部放松，以双手食、中、无名指重叠沿结肠走向，由右下腹向上到右上腹，横行至左上腹再向下到左下腹，沿耻骨上横行回到右下腹进行环形按摩，促进肠蠕动，有利于排便。每日可数次，每次 10 分钟左右。

5. 用药指导　对于饮食、行为调整无效的慢性便秘和原发病引起的便秘者，应采取药物治疗缓解便秘。常见药物有：①温和性渗透性泻药，如乳果糖、山梨醇；②容积性泻药，如甲基纤维素；③润滑性泻药，如液状石蜡；④中药或中成药，如番泻叶、麻仁滋脾丸等。

6. 开塞露、灌肠通便及人工取便法　详见《基础护理学》。

【健康指导】

1. 选择有利于润肠通便的食物　晨起可服一杯淡盐水，早晚各饮一杯温热的蜂蜜水；多吃富含纤维素的粮食、蔬菜、瓜果、豆类食物，如玉米、燕麦、香蕉等；多食用富含油脂的核桃、芝麻、松子等；忌辛辣刺激性的食物和饮料。

2. 药物指导　老年人应遵医嘱用药，不可自行用药。尽量避免口服强刺激性泻药，避免引起腹泻，造成水电解质紊乱；容积性泻药服用的同时应饮水 250mL；温和性泻药多在口服 6～10 小时后发挥药效，可于睡前 1 小时口服，晨起后排便；润滑性泻药不宜长期使用，避免影响脂溶性维生素的吸收。各种通便药物对人体均有一定副作用，不宜长期服用。

第四节　睡眠呼吸暂停综合征

睡眠呼吸暂停综合征是一种与睡眠有关的严重呼吸紊乱。有研究表明，患者在熟睡后鼾声响度超过 60dB 以上，可妨碍正常呼吸时的气体交换。睡眠呼吸暂停综合征患者睡眠时氧气摄入明显减少，身体各重要部位缺血缺氧，具有一定的潜在危险，长期如此，可引起多器官功能损害，导致或加重呼吸衰竭，也是引起高血压、心肌梗死及脑血管意外等疾病的危险因素，严重者可引起猝死。

【概念】

睡眠呼吸暂停综合征（sleep apnea syndrome，SAS）是指每晚睡眠 7 小时过程中，呼吸暂停反复发生在 30 次以上或呼吸紊乱指数平均每小时超过 5 次以上（老年人 10 次以上）。

呼吸暂停指口和鼻气流完全停止至少 10 秒以上；低通气指口和鼻气流降低到正常气流强度的 50% 以下，伴有血氧饱和度下降≥4%；呼吸紊乱指数（睡眠呼吸暂停低通气指数）指平均每小时睡眠呼吸暂停加低通气的次数。

【病因】

SAS 发病机制尚不清楚，一般男性明显多于女性，女性绝经后发生率逐渐增加。根据胸廓活动状况可分为 3 种类型，其中老年人以阻塞型多见。

1. 阻塞型 SAS　口、鼻气流消失，但胸、腹式呼吸依然存在。常见于老年人、肥胖、上呼吸道或颌面异常患者，大量饮酒、吸烟、药物、睡眠姿势不正确等也可引起。

2. 中枢型 SAS　口、鼻气流和胸、腹式呼吸均暂停。常见于神经、运动系统疾病和严重肌病等患者。

3. 混合型 SAS　一次呼吸暂停过程中，先出现中枢型 SAS，然后出现阻塞型 SAS。随增龄而该型发生率增多。

【临床特点】

1. 打鼾　为阻塞型 SAS 的主要症状，患者往往打鼾与呼吸暂停间歇、交替出现，但老年患者此症状可不典型。

2. 夜间憋醒或窒息　患者常为呼吸暂停后突然憋醒，醒后可有心慌、胸闷或心前区不适等，严重者有窒息感，甚至因窒息而导致死亡。

3. 白天嗜睡、晨起头痛　因夜间睡眠质量下降，患者白天常有过度困倦、嗜睡的表现，晨起头痛多见于女性患者。

4. 神经精神症状　病程长的患者可有记忆力明显减退、认知能力下降、性格改变、焦虑、抑郁等表现。

5. 其他　部分患者可有夜尿增多，甚至出现遗尿、蛋白尿，也可引起失眠、夜游、呓语等睡眠障碍表现。

【辅助检查】

1. 使用仪器检查，了解夜间睡眠情况及上呼吸道有无狭窄、病变。如多导睡眠图检查（是 SAS 确诊的方法）、鼻腔镜检查、咽喉镜检查等。

2. 测量患者的体重指数、腰臀围比例等。

【常用护理诊断】

1. 睡眠形态紊乱　与夜间呼吸暂停有关。

2. 焦虑　与严重打鼾、夜间呼吸暂停、情绪压抑有关。

3. 潜在并发症：多系统功能损害　与 SAS 导致长期低氧血症、高碳酸血症并引起组织损害有关。

【护理措施】

老年人 SAS 常常十分隐匿，不易被发现，多数患者常因症状出现而前来就诊。治疗和护理老年人 SAS，应了解老年人 SAS 的严重程度及其生活方式，先采用非药物治疗和护理，必要时结合个性化药物治疗，或行手术治疗。

1. 病情观察与监测　询问患者及家属，了解患者有无夜间不能安静入睡、躁动、多梦、呼吸暂停、遗尿等症状；患者睡眠过程中因呼吸暂停导致憋醒的频率、鼾声的程度等；患者憋醒后有无心慌、胸闷、胸前区不适；患者晨起有无头痛、倦怠、过度嗜睡、记忆力和判断力减退、注意力不集中等。必要时直接观察患者睡眠时（15 分钟左右）发生呼吸暂停的情况。对于重症患者，加强夜间尤其是凌晨时段的巡查，便于及早发现因呼吸暂停诱发的严重心脑血管疾病。

2. 提供舒适环境　做好充分睡前准备，睡眠环境应舒适、安静、光线适宜，采取舒适睡姿，枕头不宜过高，必要时给予夜间持续低流量吸氧，有利于改善睡眠紊乱和低血氧状态。

3. 调整生活方式　饮食宜清淡易消化，忌辛辣，少量多餐，晚餐不宜过饱，同时坚持体育锻炼，提高呼吸肌的顺应性。肥胖者应在体育锻炼的基础上控制体重，少吃肥肉、动物内脏，使体重减轻 5%～10% 以上。

4. 防治并发症　SAS 患者多有血氧含量下降，故常伴有高血压、心律失常、血液黏稠度增高，使心脏负担加重，容易导致心脑血管疾病的发生，因此应重视降压、降脂和保护心脑器官等治疗。

5. 用药护理　嘱患者遵医嘱用药，耐心讲解药物用法及注意事项。常用乙酰唑胺、甲羟孕酮（安宫黄体酮）、普罗替林、茶碱等治疗。如有过敏性鼻炎、鼻阻塞等可用缩血管药或非特异性抗炎药喷鼻，能减轻临床症状。

6. 经鼻持续气道正压呼吸（CPAP）护理　CPAP 是目前公认的 SAS 的首选治疗方法。此法可消除夜间打鼾、纠正夜间呼吸暂停和低通气导致的低氧血症，使睡眠质量得到提高。向患者及家属讲解治疗原理、过程、反应，以取得配合；协助患者根据其脸型和胖瘦选择合适的鼻罩型号，以不漏气为宜；指导患者正确配戴鼻罩进行鼻罩呼吸训练；指导患者正确安放胸腹阻抗电极、血氧饱和度传感器，固定鼻气流导管，必要时加用湿化装置；根据压力测定结果，调定正确治疗压力，嘱患者呼吸时与呼吸机保持协调状态。

知识拓展

CPAP 的原理

CPAP 方法的原理是：由呼吸机产生一定的正压空气，经鼻罩进入呼吸道，使患者功能残气量增加，降低上气道阻力，并刺激上呼吸道以增加其肌张力，防止睡眠时上气道塌陷。

---

7. 口腔矫治器　半预成可调式下颌前移器（商品名：领先矫治器）是一种治疗鼾症和睡眠呼吸暂停综合征的有效方法之一。安全无创，保守治疗，易于接受，疗效肯定。

8. 围手术期护理　对于因鼻疾病引起鼻道狭窄或阻塞的患者需行鼻手术；对于软腭过低、悬雍垂粗长、明显扁桃体肥大的患者，常采用悬雍垂软腭咽成形术、低温等离子消融术等。因根据患者所需手术进行手术前、中、后相关护理工作。

【健康指导】

1. 睡前准备　老年 SAS 患者白天不要过度劳累，睡前不宜兴奋，可洗温水澡、泡脚、按摩、听柔和音乐等舒缓身心，促进睡眠。

2. 睡眠姿势　老年人最好睡眠过程中多采用侧睡姿势，尤以右侧卧位为宜。仰睡或趴着睡容易使呼吸道不顺畅，侧睡时，松弛的肌肉会倾向一边，不易堵塞呼吸道，有利于通气。可在睡眠时背部垫一个小皮球，有助于强制性保持侧卧位睡眠。

3. 戒烟限酒、减轻体重　有利于睡眠中通气。

第五节　皮肤瘙痒症

病例导入

马大爷，67 岁，全身皮肤瘙痒 2 年余，全身多处有抓痕，遇热更痒，严重影响睡眠，曾使用抗组织胺药、地塞米松类药膏和中药治疗，效果欠佳。
请思考：
老年人皮肤瘙痒原因有哪些？应如何护理？

皮肤瘙痒症尤以老年人多见，冬夏季易发，是临床常见的一种老年性皮肤病。据统计，其发病率为10%左右。该病具有病程长，治疗效果差，迁延难愈，易复发等特点，严重影响了老年人的身心健康，降低了老年人的生活质量。

【概念】

皮肤瘙痒症是一种自觉瘙痒而无原发性皮肤损害的皮肤病，临床以皮肤瘙痒为主，搔抓后出现抓痕、血痂、色素沉着及苔藓样改变等各种继发性皮肤变化。

【病因】

1. 皮肤干燥　为皮肤瘙痒的主要原因。多是由于老年人激素水平生理性下降、皮肤老化萎缩、皮脂腺和汗腺分泌功能的减退，而使皮肤含水量减少、缺乏皮脂滋润。其诱因常常是情绪波动、季节和温度变化、衣物刺激或洗浴用品不当等所致。

2. 全身性疾病　如慢性肾病、肝胆疾病导致的胆汁淤积、真性红细胞增多症、淋巴瘤、多发性骨髓瘤、缺铁性贫血、甲状腺功能低下、糖尿病、某些恶性肿瘤、药物过敏等均可引起全身瘙痒。

3. 心理因素　如恐螨症或不喜欢养老院的老年人也可能出现瘙痒症状。

【临床特点】

1. 局限性瘙痒症　常见部位为肛周、阴囊、外阴、小腿等，瘙痒程度和时间因人而异，常因搔抓、揉搓导致局部水肿、溃烂、渗液、结痂、苔藓样变、色素沉着等改变。

2. 全身性瘙痒症　老年人多见于此类。瘙痒开始于局部，逐步扩展到全身，呈阵发性瘙痒，一般夜间加重。常因搔抓留下条状抓痕，表皮可有剥脱、血痂、色素沉着、苔藓样变等继发皮损，也可出现毛囊炎、疖、淋巴管炎、淋巴结炎等继发感染，偶有湿疹样变。此外，患者因睡眠受影响，可能出现头晕、精神萎靡、食欲不振等神经衰弱症状。

【辅助检查】

1. 实验室检查　排除全身性疾病病因。
2. 相关量表检查　评价老年人心理影响程度。例如：焦虑量表测试等。

【常用护理诊断】

1. 睡眠形态紊乱　与皮肤瘙痒影响睡眠有关。
2. 焦虑　与瘙痒反复，对瘙痒治疗信心降低有关。

【护理措施】

1. 皮肤清洁护理　清洁皮肤时选用合适的水温（37℃～40℃），避免过热过频，冬季每周洗澡 2 次，夏季可每天温水冲洗，洗澡时可选用弱酸性香皂或沐浴露，禁忌使用碱性肥皂，洗浴后适当使用滋润补水护肤用品。

2. 病因治疗　逐个检查筛排瘙痒的病因，并遵医嘱对老年人进行对因治疗和护理。

3. 药物护理　局部皮肤应根据季节和个体皮肤情况选用合适的药物和剂型，一般夏季选用擦剂或酊剂，冬季选用霜剂或软膏，肛门及外阴黏膜部禁忌使用刺激性药物。全身皮肤瘙痒选用抗组织胺类药物（如氯苯那敏、阿司咪唑、赛庚定等）和温和的镇静剂（如艾司唑仑、溴化剂等），可减轻瘙痒，防止皮肤继发性损害。

4. 中医药治疗　以安神、养血、祛风为原则，年老体弱者加用党参、黄芪；血虚风燥型宜疏风止痒；风湿润阻型宜祛风利湿；瘙痒剧烈，顽固不愈者可加用全蝎。

5. 心理护理　寻找可能的心理因素加以疏导，并针对瘙痒引起的心理异常进行开导。

【健康指导】

1. 衣物指导　沐浴用毛巾应柔软，洗时轻擦，防止损伤角质层；选择纯棉柔软的衣物，避免化纤、毛衣类衣物直接接触皮肤；皮肤瘙痒时尽量避免因搔抓、烫洗等强刺激而诱发感染。

2. 饮食指导　冬季，老年人皮肤尤其干燥，容易皲裂，应多食蔬菜、水果；此外还应根据身体情况适当多食胡萝卜等富含维生素 A 的食物和富含胶原蛋白的食物（如猪皮、木耳、牛蹄筋、鱼皮等）；多吃抗氧化食物可保护皮肤细胞免受紫外线损伤，可减缓皮肤皱纹、老化，如西红柿、葡萄、绿茶等；已有皮肤瘙痒的老年人，应避免烟、酒、葱、蒜、姜、辣椒等有刺激性的食品。

第六节　肥胖与消瘦

由于遗传、饮食、生活习惯或经济优越等因素，部分老年人从中年期开始营养过剩而导致肥胖，在年轻老人阶段达高峰，65 岁以后体重轻度下降。老年人肥胖多属单纯性肥胖，常伴发糖尿病和心血管疾病，容易导致代谢及内分泌紊乱。也有部分老年人随年龄增长，在衰老导致的生理变化、或社会及经济等因素的影响下，发生了营养缺乏而导致消瘦，消瘦会降低老年人的免疫力，加速衰老进程，其危害性大于肥胖症。

【概念】

肥胖症（obesity）是指体内脂肪积聚过多和（或）分布异常，体重超过正常值的 20%。

消瘦（emaciation）是指机体肌肉和脂肪组织储备不足，体重较标准体重下降 10% 以上。

【病因】

1. 肥胖

（1）内分泌代谢因素　老年人生长激素分泌减少、女性雌激素水平下降均与肥胖密切相关。

（2）生活方式 老年人随年龄增长，代谢率降低、活动量减少，同时饮食结构不合理，摄入过多高脂肪、低纤维素饮食，晚餐能量过高等。

（3）其他 遗传因素、疾病因素、药物因素等，如甲状腺功能减退等疾病，糖皮质激素、中等剂量的酚噻嗪等药物均可引起肥胖。

2. 消瘦

（1）社会心理因素 人际交往减少，社会性和环境性孤寂，导致寂寞和失落感，影响食欲；贫困、老年丧偶、缺乏精神抚慰使生活兴趣减少而影响食欲；自理能力减退，酗酒，营养知识缺乏等。

（2）疾病因素 消耗性疾病、代谢亢进性疾病、吸收不良性疾病均会影响进食，并导致体重下降。

（3）药物因素 某些药物可导致食欲减退、恶心或增加能量代谢，也可导致体重下降，如排钾类利尿剂、秋水仙碱、维生素A、抗生素、阿司匹林、甲状腺素、茶碱等。

知识拓展

警惕不正常的老来瘦

当老人突然出现不明原因的消瘦时，最常见的疾病有：恶性肿瘤、糖尿病、慢性传染病、胃肠道疾病、肾上腺皮质功能减退、甲状腺功能亢进及药源性消瘦等。

【临床特点】

1. 肥胖 主要表现为体重增加，活动减少，常伴有心血管疾病和糖尿病，易导致内分泌及代谢紊乱。

2. 消瘦 主要表现为体重减轻、疲倦、烦躁、抵抗力下降、伤口难愈合等，严重患者可有较明显的营养性水肿、低蛋白血症，同时伴有原发疾病的症状和体征。

【辅助检查】

1. 体重指数（BMI） 体重指数是衡量机体营养状况和肥胖程度的常用指标。BMI正常值为$18.5 \sim 22.9$，$17 \sim 18.4$为轻度消瘦，$16 \sim 16.9$为中度消瘦，<16为重度消瘦，$23 \sim 24.9$为肥胖 I 级危险值，$25 \sim 29.9$为肥胖 II 级危险值，$\geqslant 30$为肥胖 III 级危险值。

2. 腰臀围比值（WHR） WHR＝腰围/臀围，是描述脂肪分布类型的一个指标，高WHR称中心型脂肪分布，低WHR称周围型脂肪分布。WHR＞0.72时可认为是肥胖。

3. 血清蛋白含量测定 血清蛋白含量达 2.9～3.5g/L 为轻度营养不良，2.1～2.8g/L 为中度营养不良，<2.1g/L 为重度营养不良。

【常用护理诊断】

1. 营养失调，高于机体需要量 与代谢需要量降低和活动量减少有关。

2. 营养失调，低于机体需要量 与味觉、嗅觉减退，服药所致食欲减退、能量代谢增加及继发于厌食、沮丧、社会隔离等有关。

3. 活动无耐力 与糖、脂肪、蛋白质代谢紊乱有关。

【护理措施】

1. 饮食护理 参考第四章第三节营养与饮食护理。肥胖者在此基础上采用高蛋白、低脂、低糖饮食，适当限制总热能摄入量，以减少谷类主食摄入为主，摄入量应低于消耗量，使体重逐步下降；消瘦者与肥胖者恰好相反。

2. 体重监测 无论肥胖者还是消瘦者均应注意监测体重。定期（隔周1次）称体重，必要时根据医嘱，肥胖者定期测定血脂、血糖浓度，消瘦者定期测定血清蛋白浓度及清蛋白、球蛋白比例。

3. 控制病因 对因严重原发病所致的营养失调，应积极治疗原发病，以增强患者的抵抗力，阻断恶性循环。对因服药引起的营养失调要在医生的指导下调整药物的种类与剂量。

4. 提供援助 重视老年人的心理健康，创造和谐、交流的氛围，有针对性的做好心理疏导，鼓励老年人参加有益的社交活动和体育锻炼。必要时对缺乏照顾和自理能力的老年人提供相应的帮助，如送菜上门或集体用餐等。

【健康指导】

1. 协助老年人及其照顾者、家属了解消化系统老化的特点及老年人营养代谢、营养需求的特点。

2. 根据老年人的年龄、体力及兴趣爱好，指导其坚持活动锻炼，详见第四章第四节活动与环境的护理。

第七节 尿失禁与排尿困难

病例导入

王大妈，63 岁。主诉：反复咳嗽、打喷嚏、大笑时尿液不自主溢出20 余年。4 个月前持续咳嗽，漏尿症状加重。育有一子一女，女儿为产钳助产。妇科检查见子宫Ⅰ度脱垂。泌尿系统检查，膀胱内压正常，膀胱逼尿肌稳定。尿道压力测试：在膀胱充盈状态下，站立位可见咳嗽引起尿液漏出，咳嗽停止后还见漏尿。

请思考：

引起老年女性尿失禁的病因有哪些？应如何护理？

尿失禁和排尿困难可发生在各个年龄组的患者，但老年人群最为常见，虽然对多数老年人的生命无直接影响，但会增加老年人的痛苦，影响社会交往，降低生活质量，是老年人孤僻、抑郁的原因之一。

【概念】

尿失禁（uroclepsia）是指尿液不受主观控制而自尿道溢出或流出。

排尿困难，是指排尿时须增加腹压才能排出，病情严重时膀胱内有尿而不能排出称尿潴留。

【病因】

1. 尿失禁

（1）尿路梗阻　如前列腺增生、下尿道结石阻塞、尿道狭窄、粪便嵌顿等；

（2）雌激素水平下降　引起阴道壁和盆底肌张力减退，当腹压增高时，膀胱内压超过膀胱出口和尿道阻力，导致尿液外漏；

（3）神经、精神系统疾病　脑卒中、痴呆等影响控制排尿机制的神经中枢，精神因素也影响对排泄的控制；

（4）肌功能失调　逼尿肌或括约肌功能失调；

（5）药物作用　如利尿剂、抗胆碱能药物、镇静安眠药等；

（6）其他　机体老化、用厕条件等。

2. 排尿困难

（1）尿路梗阻　同上；

（2）神经系统功能障碍　如神经性膀胱、麻醉后、脊髓疾病、晚期糖尿病的并发症等；

（3）膀胱逼尿肌功能障碍　如糖尿病、逼尿肌-括约肌功能失调等；

（4）其他　如厕体位不适、用厕条件等。

【临床特点】

1. 尿失禁　常见临床分型有以下5种：急迫性尿失禁、压力性尿失禁、充溢性尿失禁、暂时性尿失禁和混合性尿失禁，各型临床表现详见《基础护理学》。压力性尿失禁是妇女各类型尿失禁中最常见的类型，与生育有很大关系，在绝经前发病率高；绝经后则急迫性尿失禁发病率增多。长期尿失禁可造成皮肤糜烂、身体异味、反复尿路感染。

2. 排尿困难　常分为阻塞性排尿困难和动力性排尿困难 2 种。表现为排尿费力和排尿不畅，其排尿困难程度与疾病的情况相关。轻者表现为排尿延迟、射程短，重者表现为尿流滴沥不成线、尿线变细，排尿时甚至需要屏气用力，少有甚者需要用手压迫下腹部才能将尿排出。排尿困难可导致泌尿系感染、急性尿潴留、双侧肾积水、继发肾功能衰竭尿毒症，甚至危及生命安全。

【辅助检查】

1. 直肠指检　了解肛门括约肌张力、前列腺大小和质地、有无粪块嵌顿等。

2. 女性外生殖器检查　了解有无阴道前后壁膨出、子宫下垂及萎缩性阴道炎等。

3. 尿道压力测试　是确定压力性尿失禁的一种诊断方法。患者膀胱内充满尿液，站立位咳嗽或举起重物，以观察在膀胱加压时是否出现漏尿情况。

4. 其他　如尿常规、尿培养、肝肾功能检查等。

【常用护理诊断】

1. 压力性尿失禁　与雌激素不足导致骨盆肌和支持结构退行性改变、肥胖、前列腺切除术累及尿道括约肌等因素有关。

2. 有皮肤完整性受损的危险　与尿液长期刺激局部皮肤有关。

3. 社交障碍　与异味引起的窘迫、尿频、不适有关。

【护理措施】

1. 心理护理　老年人多因长期排尿问题而自卑，对治疗信心不足。应给予充分理解，尊重老年人，注意保护其隐私。与老年人家属及其照顾者进行沟通，取得他们的支持和帮助，使老年人能主动配合治疗并持有信心。

2. 去除诱因　对于肥胖老年人需指导其控制体重；尿路感染者应积极控制感染，遵医嘱用药，切勿在感染改善或消失后自行停药；尿失禁尤其是压力性尿失禁患者尽量避免腹压突然增加，如咳嗽、打喷嚏、大笑、突然下蹲、扛重物等；排尿困难若因排尿体位不适导致，可对手术或病情需要绝对卧床的患者进行事先有计划的指导，督促其进行床上排尿练习，预防尿潴留。

3. 病情观察　密切观察老年人膀胱充盈状态、排尿情况、会阴部皮肤等有无异常、有无压疮等。

4. 皮肤护理　尿液长期浸湿皮肤可使皮肤失去正常防御能力，可能引起皮疹甚至导致发生压疮。因此应保持皮肤清洁、干燥，及时清洗，勤换衣裤、床单、尿垫，局部皮肤可适当涂油膏进行防护。

5. 治疗护理

（1）行为治疗　尿失禁患者选用盆底肌训练、膀胱行为治疗、提示排尿法、间歇性导尿等方法。尿潴留患者选用条件反射诱导排尿，慢性尿潴留患者可选用二次排尿或定期排尿。

（2）物理治疗　尿失禁、排尿困难患者可选用电刺激疗法，此法通过感应电流使盆底肌收缩，以作为被动辅助锻炼。尿潴留患者可按摩膀胱区、下腹部热敷等，以缓解尿道括约肌痉挛，增强膀胱逼尿肌功能，尽量患者自行排尿。

（3）药物治疗　尿路感染引起的排尿问题应积极使用抗生素；更年期女性在医生指导下使用雌激素替代疗法治疗老年萎缩性阴道炎，以减轻因此导致的压力性、急迫性、混合性尿失禁和排尿困难；抗胆碱类药物、解痉药、钙拮抗剂可以治疗膀胱逼尿肌的不稳定；α肾上腺受体激动剂主要作用于收缩尿道平滑肌，增加膀胱流出尿道的阻力，可治疗压力性尿失禁。

（4）手术治疗　非手术治疗不能达到满意效果时，可采用手术治疗，如肿瘤、结石、前列腺增生、狭窄等原因引起的尿路梗阻，可行相应手术去除病因。

知识拓展

"不致命的社交癌"——尿失禁

　　老年妇女尿失禁的发病率高达70%，给很多患者带来焦虑、尴尬和沮丧等负面情绪，甚至抑郁，所以尿失禁又被称为"不致命的社交癌"。发病率虽高但就诊率低，与患者对尿失禁认识不足、不知道尿失禁是可以治愈等原因有关。目前女性压力性中重度尿失禁通过新式微创手术治愈率可达90%。

6. 引流尿液　部分不能控制的尿失禁患者，为防止漏尿可使用纸尿裤或行外引流法。详见《基础护理学》。

【健康指导】

1. 盆底肌训练　首先体会锻炼的正确部位，老年人取仰卧位，尽量放松身体，将一个手指轻轻插入阴道，然后主动收缩肌肉以夹紧手指，与此同时吸气，能感受到盆底肌对手指的包裹力量，当放松盆底肌时呼气，反复重复几次。

2. 饮水指导　向老年人说明饮水的好处，保持每日液体摄入量在2000～2500mL。睡前限制饮水，避免摄入咖啡、浓茶、可乐、酒等刺激性饮料。

3. 提供良好的如厕环境　详见本章第三节便秘。

第八节　视力与听力下降

随着年龄增长，老年人感觉系统逐渐老化，导致视力和听力均逐渐下降，常称之为老视和老年性耳聋。老视是一种生理现象，出现的早晚因人而异，大约40～50岁开始。

老年性耳聋个体差异性大，部分老年人在耳聋开始时可伴有耳鸣，常为高频声，其出现频率随年龄而渐增，60 岁发病率为 30%，70 岁发病率为 40% ~ 50%，80 岁发病率大于60%。老年人因视力、听力下降，严重影响其日常生活。

【概念】

老视（presbyopia）也称老花眼，是指随年龄增长，晶状体硬化，弹性减弱，睫状肌收缩能力降低而致调节减退，近点远移，故发生近距离视物困难，这种现象称为老视。

老年性耳聋（presbycusis）是指随年龄增长，双耳听力对称性进行性下降，以高频听力下降为主的感音神经性聋。

【病因】

除增龄性老化外，老年性疾病（如高血压、糖尿病、动脉硬化、高脂血症和各种眼、耳、神经性疾病），还有遗传、饮食、环境、精神因素等均可加速视力、听力下降。

【临床特点】

1. 视力下降　可有老视、视敏度、对比敏感度开始下降，表现为视物的精细感下降、视近物困难、视疲劳、暗适应下降和视野缩小。

2. 听力下降　双侧对称性听力下降，以高频听力下降为主，可表现为听人说话，喜慢怕快，喜安静怕嘈杂，常有听觉重振现象，语言理解不连贯，有音素衰减现象，常伴高频性耳鸣等。

【辅助检查】

1. 视力检查　眼底镜检查、裂隙灯检查，排除白内障、眼底疾病。

2. 听力评估检查　明确传音性耳聋或感音性耳聋；耳窥镜检查耳道；听力测试检查可了解听力下降的程度并为佩戴助听器提供参考。

【常用护理诊断】

1. 感知改变：视觉下降　与晶状体的弹性减退有关。

2. 感知改变：听觉下降　与听觉器官退行性变化有关。

3. 知识缺乏　与缺少信息、缺乏正确指导有关。

4. 社交隔离　与视力或听力下降有关。

【护理措施】

1. 建立健康的生活方式　低脂清淡饮食，注意减少动物性脂肪的摄入。多吃新鲜果蔬，保证每日 7 种以上，满足老年人对多种维生素的需要。保证足量饮水，在满足人体需求的同时也可帮助稀释血液，有助于眼、耳的血液供应。戒烟、控制饮酒量、减少含咖啡因食物的摄入。保持一定的运动量，保证充足的睡眠均有助于眼、耳的保健。

2. 积极去除诱因　指导老年人早期积极治疗慢性疾病，如高血压、糖尿病、高脂血症等，减缓对血管的损伤；避免服用能导致或加重视、听力下降的药物；日常生活和外出应加强个人防护，尽量避开噪音大、光线太强或太弱的环境。

3. 定期做视、听力检查与对应治疗　每年 1～2 次定期接受眼、耳科检查，如视力、视敏度、视野、眼底、外耳道、听力测试等。近期自觉视力、听力下降或眼、耳部不适的老年人应立即作相关检查，并遵医嘱进行治疗。

4. 日常生活护理

（1）视力下降　老年人在暗淡的照明或刺眼强光下均会感到视物困难，因此尽量不要长时间在昏暗环境中阅读、工作。外出活动尽量安排在白天进行，户外阳光下活动时，应戴有檐帽或用遮阳伞，或佩戴墨镜，从暗处转到亮处时，要停顿片刻，适应后再行走，反之亦然。看书报、电视时间不宜过长，阅读材料的印刷应清晰、字体较大，最好选用淡黄色纸张的书本阅读，避免反光。帮助老年人熟悉日常用品的摆放位置，使用的物品应简单、特征性强，为老年人创造一个物品放置固定、有序的生活环境。

（2）听力下降　指导与老年人最亲密者多与老年人交谈，与其交谈时应选择安静环境，交谈前，先正面进入老年人的视线，轻拍老年人以引起注意。对老年人说话要清楚且慢，不高声喊叫，使用短句表达意思，多用眼神和身体语言交流，如说话时身体前倾表示感兴趣，适时夸大面部表情以传递各种情绪，激发老年人交谈欲望并增进其理解交谈内容。对视力较好者可借助写字板、字卡或其他辅助器具与老年人交谈。给电话听筒加增音装置，帮助老年人把需要解释或说明的事记录下来，使因听力下降引起的交流障碍影响降至最低。

5. 选择辅助工具　视力下降者可根据眼科检查情况，选择适合的眼镜；听力下降者，经专业人员测试后，可选择适合的助听器。

6. 心理护理　随着视力、听力的逐渐下降，老年人与外界沟通和联系出现障碍，严重妨碍日常生活，容易产生焦虑、孤独、抑郁、社交障碍等一系列心理问题。护士应密切观察老年人的心理变化，及时做好心理疏导，使老年人的日常生活质量得以保障。

【健康指导】

1. 配镜指导　配镜前先要验光，确定有无近视、远视和散光，然后按年龄和老视程度以及平时所习惯的工作距离，适当增减镜片的度数。眼镜需根据定期眼科检查的情况，更换相适合的眼镜。

知识拓展

常见老花镜的种类

（1）单焦点眼镜：适于阅读或做精细工作时佩戴；

（2）双焦点眼镜：此镜上半部适于看远处物品，下半部适于看近物，但上下楼梯或骑自行车时会有不便；

（3）渐变焦眼镜：此镜弥补双焦点的不足，可长期佩戴，但价格较高。

2. 眼、耳部按摩　教会老年人做眼、耳保健操，每日 3～4 次，以促进局部血液循环，防止视、听力下降。

3. 助听器使用指导　佩戴助听器后，需有一个较长时间的适应过程。老年人初次佩戴助听器时，护士首先应向其做好解释工作，说明进行适当的自我训练的重要性，指导老年人每天佩戴 1～2 小时，几天后逐渐延长时间，直到完全适应后再每天佩戴。教会老年人定期清洁耳部和助听器，并能正确使用助听器各种开关和功能键。

思考题

1. 试述老年人疼痛的常见病因及主要护理措施。
2. 试述老年听力障碍者的护理要点。
3. 简述老年 SAS 患者的临床特点及主要护理措施。

第七章　老年人常见疾病的护理

 学习目标

1. 掌握老年人常见疾病的概念、临床特点和主要护理措施。
2. 熟悉老年人常见疾病的病因和护理诊断。
3. 了解老年人常见疾病的健康指导。

老年病是指老年人高发的疾病。我国老年人常见病前 4 位依次是：高血压病、冠心病、脑血管病和恶性肿瘤。由于老年人脏器的组织结构和功能呈退行性改变，加之机体的免疫功能及抗病能力也有所减弱，导致患病概率大大增加，尤其是慢性病多发，不但降低了老年人的生活质量，而且还可能威胁生命。

第一节　老年恶性肿瘤

病例导入

李大爷，65 岁，因咳嗽、痰中带血伴肝区胀痛、日渐消瘦半年，经医院检查，诊断是肺癌晚期。近日老人郁郁寡欢，食欲不振，失眠，易激惹。
问题：
1. 对该癌症晚期老年患者采取的主要护理措施有哪些？
2. 如何指导家属做好老人的心理护理？

恶性肿瘤是引起老年人死亡的第一位疾病，发病率呈逐年上升趋势，并随着年龄的增高而增多，约 60% 以上的肿瘤发生于 65 岁以上的老年人，70% 的肿瘤患者死亡发生在老年人，死亡率约为 65 岁以下人群的 15 倍。老年人常见的恶性肿瘤有肺癌、胃癌、食管癌、肝癌、宫颈癌、大肠癌、乳腺癌和前列腺癌等。

【概念】

恶性肿瘤，也称癌症（cancer），是由于机体细胞失去正常调控，过度增殖而引起的疾病。癌症的严重程度取决于癌细胞所在部位、分化程度及是否发生转移等。

【病因】

恶性肿瘤的病因至今尚未十分清楚。目前认为是内外因素共同作用的结果，其中年龄、致癌物和心理行为因素占重要地位。

1. 外部因素

（1）物理因素　如长期接受机械刺激、热能刺激、紫外线、放射线等。

（2）化学因素　绝大多数肿瘤都是由化学致癌物引起的，如苯并芘、亚硝胺、黄曲霉素，以及塑料中的聚氯乙烯、农药中的有机氯杀虫剂、石棉粉尘纤维等。

（3）生物因素　某些病毒（如 EB 病毒）、寄生虫（如血吸虫）感染等。

（4）地理因素　水土气候、生活习惯、污染程度等。

（5）其他　生活方式、嗜好和习惯，如吸烟、酗酒等。

2. 内在因素　种族、遗传、年龄、性别、激素失衡、免疫低下、神经紊乱、精神创伤等因素。肿瘤发生最大的单一危险因素是老龄化，老年人发生肿瘤概率是中青年人的 11 倍。

【临床特点】

恶性肿瘤逐渐发展并占位，可引起局部特有症状及全身表现，如支气管肺癌引起呼吸道阻塞；前列腺癌发生尿潴留；侵犯血管可引起出血；内脏肿瘤侵及胸膜或腹膜时可产生癌性胸腹水；晚期引起疼痛等。随着病情进展，患者出现恶病质，表现为进行性消瘦，体重明显减轻，伴有贫血、乏力，生活不能自理。其临床特点如下：

1. 发展相对缓慢　老年人的恶性肿瘤多为高分化型，恶性程度较低，发展也比年轻人缓慢。

2. 癌的转移机会比年轻人少　老年人癌的转移发生率随年龄增加有减少倾向，超高龄者这种倾向更为突出。

3. 隐性癌比例增加　隐性癌是指无相关的临床症状和体征，在特殊检查下偶然发现或生前未怀疑，不是死亡原因，而在尸检中发现的肿瘤。研究证实隐性癌发病率随年龄的增长而增加。

4. 重复癌增多　老年期重复癌发病率为 10.6%。重复癌与转移癌的治疗有原则性区别，前者的治疗与第一原发癌相似，而转移癌通常是姑息性放疗或化疗。

知识拓展

重复癌

重复癌，即多原发癌，其诊断标准为：①每个肿瘤均为恶性；②肿瘤发生在不同部位，两者不相连；③有其独特的形态特点；④每个肿瘤一般有其特有的转移途径。

5. 治疗难度大　老年人多病共存，在肿瘤治疗的过程中，除了针对肿瘤本身的治疗外，还应考虑多种合并疾病，因此大大增加了治疗的难度和风险。

【辅助检查】

用于肿瘤诊断的方法很多，如超声、内窥镜、X线、CT、MRI等，但早期诊断方法少，因此应重视肿瘤早期的一些筛查和检查。

1. 高危人群筛查　在筛查或体检中要广泛宣传有关肿瘤方面的知识，使其认识到肿瘤早期发现的重要性。学会做简单自查，时刻警惕以下患癌信号：①甲状腺、乳腺、皮肤、舌和颈部出现孤立性结节，皮肌炎、皮肤色素沉着；②黑痣或疣突然颜色变深或脱毛、出血和溃烂，口腔、会阴部白斑；③无原因可解释的长期消化不良；④不明原因的声音嘶哑，刺激性咳嗽，痰中带血或吞咽困难，上腹饱胀；⑤行经期外、停经后阴道流血或接触性出血；⑥不明原因的血尿、便血、鼻涕中带血；⑦久治不愈的创面或溃疡；⑧不明原因的体重下降、发热。

2. 肿瘤标志物　目前最常用的有甲胎蛋白（AFP）、癌胚抗原（CEA）、糖类抗原199（CA19-9）、糖类抗原125（CA125）、糖类抗原153（CA153）、前列腺特异性抗原（PSA）等。

3. 细胞学检查　临床应用较广泛的是食道脱落细胞学检查、宫颈刮片和痰细胞学检查等，均能发现一定比例的早期癌。

【常用护理诊断】

1. 疼痛　与局部组织癌变有关。
2. 自理能力缺陷　与恶性肿瘤晚期出现的活动障碍、卧床等因素有关。
3. 恐惧　与担心恶性肿瘤的治疗效果及疾病的严重后果有关。
4. 知识缺乏　缺乏癌症的预防、早期诊断及治疗的相关知识。

【护理措施】

1. 心理护理　主动关心患者，消除其恐惧等不良心理，同时给予安慰，帮助老年肿瘤患者建立正确的生死观，为其提供适当的照护方式，充分利用社会支持系统，帮助其建立战胜疾病的信心，指导其家属子女稳定心态，为老人提供积极的情感支持。

2. 癌痛护理　癌症疼痛（简称"癌痛"），是由癌症本身或与癌症治疗（包括手术、放疗、化疗等）有关的及精神、心理和社会等原因所致的疼痛。

（1）癌痛评估　评估时要相信患者的主诉，并结合患者体征、精神状态和家属信息等多方面进行综合评估和动态评估。并进行数字化评估疼痛程度（轻度疼痛1～3分，中度疼痛4～6分，重度疼痛7～10分）。

（2）护理方法

1）非药物方法：①指导患者通过听音乐、下棋、瑜伽等方式转移注意力；②使用冷热疗法、针灸、按摩、理疗、红外线照射等方式缓解疼痛；③加强日常生活护理，尽可能地减少护理操作引起的不适与疼痛，合理安排治疗时间，采取无痛注射技术等。

2）药物止痛：有效、有力的止痛干预，对晚期癌症患者达到有质量、有尊严、有信心地生存尤为重要。应遵循WHO三阶梯止痛的五项基本原则：按阶梯给药、口服给药、按时给药、个体化治疗方案、注意具体细节。

阶梯给药是指根据患者由轻到重的疼痛程度，从低到高地选择相对应阶梯的止痛药。第一阶梯为非阿片类止痛药，如阿司匹林、布洛芬等；第二阶梯为弱阿片类止痛药，如可卡因、曲马朵等；第三阶梯为强阿片类止痛药，如吗啡及吗啡控释片。给药途径首选口服给药。透皮给药、静脉给药要慎用，以免引起呼吸抑制。止痛药应按时给予，而不是痛时和必要时用。用药从低剂量开始，遵循个体化原则，并密切观察药物疗效和不良反应。应告知患者以镇痛为目的使用吗啡成瘾的实际发生率仅为万分之一左右。目前WHO已将吗啡的用量作为衡量各国癌痛改善状况的重要指标。已摒弃哌替啶作为癌痛用药。

知识拓展

植入式镇痛泵及其治疗癌痛的优势

植入式镇痛泵是医生通过微创手术，将一个可储药、可体外调节流速的智能金属镇痛泵植入体内，通过导管将镇痛药物送入鞘内，以达到减轻疼痛的目的。

植入式镇痛泵治疗癌痛的优势在于：①速效止痛，镇痛药物需要剂量更小，其药物不良反应更少；②帮助恢复身体机能，辅助抗癌治疗；③泵植入体内，可体外加药，方便长期控制疼痛；④可根据疼痛程度变化，由医生灵活调整药量，获得控制疼痛的最佳效果。

3. 手术护理　手术治疗是最直接有效的治疗方法，适用于没有转移的癌肿。术后应酌情配合放疗、化疗和中医治疗。

4. 放疗护理　放疗前应做好患者的心理护理，可介绍一些治疗即将结束且疗效较好的患者与之交流体会，以减轻或消除患者的紧张、恐惧心理。指导患者做好照射部位的准备工作，如胸腹部癌照射前要沐浴，保持局部皮肤清洁，不可抓破皮肤，避免阳光直接曝晒等。对放疗过程中可能出现的疼痛、出血、感染等问题，应及时处理。嘱患者卧床休息，少量多餐，鼓励患者多饮水，每日 2000～3000mL。放疗时尽量保护不必照射的部位。注意监测血象变化，如出现白细胞降低等问题，应积极查找原因，或暂停放疗。

5. 化疗护理　老年人化疗不良反应较多见，如骨髓抑制、心律失常、胃肠道反应等。因此，在制定具体的化疗方案前，应认真全面评估，以达到降低化疗不良反应、改善预后的目的。老年病学评估工具（CGA）从社会、身体、心理等多方面进行综合评价，可预测化疗风险，判断预后。

化疗时护理人员应为患者提供全方位的护理，以减轻患者的焦虑、悲观等不良情绪，增强其战胜疾病的信心，使其能够积极配合并完成化疗。化疗期间应减少探视和陪同人员，绝对禁止接触传染性患者，患者一切用物经灭菌处理后方可使用。定期开窗通风，应定期检查血象，当白细胞低于 $3.5×10^9$/L 时应暂停化疗，给予升白细胞药物治疗，同时加强营养，增强机体抵抗力；当白细胞低于 $1.0×10^9$/L 时，除了停止化疗外，还应采取保护性隔离，加强预防感染的措施。

6. 营养支持　营养不良是恶性肿瘤患者的常见并发症，也是部分患者的直接死亡原因。营养支持的主要目的是治疗营养不良，而不是治愈癌症，通过改善营养状态来改善器官功能、免疫状态，可减少抗肿瘤治疗造成的毒副反应，从而改善患者预后。科学的营养支持，首先应对患者进行营养评估，发现需要营养支持的患者。其次，根据患者情况选择合适的营养支持途径，如不能进食的患者采用鼻饲；对于肠内营养存在问题的患者，可给予静脉营养。也可接受专业营养师的饮食指导，以满足不同治疗阶段或病情需要下的营养供应。

知识拓展

姑息性治疗

姑息性治疗是指对于不能根治的恶性肿瘤患者的一种积极的、全面的治疗。其中症状控制（尤其是疼痛）、心理障碍、社会及精神问题的处理至关重要，包括家庭治疗、住院治疗、咨询服务、日间护理、宁养院、临终关怀，其中临终关怀是姑息治疗的主要方面，贯穿于癌症晚期患者最后人生的整个过程。

【健康指导】

1. 预防为主　定期体检，学会自我健康检查，当身体出现异常症状或体征时，应提高警惕，及早就医。

2. 正规治疗　肿瘤治疗多数采用综合性治疗方案，必须在医生指导下进行，切不可盲目相信偏方等，避免贻误病情，错过最佳的治疗时机。

3. **心理指导** 积极乐观的心态是战胜癌症的重要因素。

4. **防止复发恶化** 经过治疗已经康复的患者，应遵医嘱定期检查，树立自我保健意识，建立健康的生活方式，防止病情复发恶化。

第二节 老年感染性疾病

老年人生理性老化，同时常伴有基础疾病或恶性肿瘤，导致感染的危险性增加和抵御感染的能力下降，易并发各种类型的感染，尤其是细菌性感染最为常见。虽然感染性疾病是可以治愈的，但仍成为老年人的致死性病因和其他老年病的主要并发症之一。

【概念】

感染（infection）性疾病，是指细菌、病毒、真菌、寄生虫等病原体侵入人体所引起的局部组织和全身性炎症反应。

老年人常见的感染性疾病有肺炎、泌尿系感染、肠道感染、胆道感染、皮肤感染（卧床老人常见压疮）等，严重的可发生菌血症、败血症、脓毒血症，引起感染性休克而导致死亡。肺部感染在老年人各种致死原因中占第 4 位，在 80 岁以上老年人死亡原因中占第一位。

【病因】

1. **生理因素** 老年人免疫功能下降，导致抵抗细菌等病原体的能力低下，加上多种慢性病共存的影响，尤其是免疫性疾病，使老年人感染的危险性不断增加。

2. **疾病因素** 如糖尿病高渗性内在环境有利于细菌繁殖；慢性白血病及多发性骨髓瘤常伴有免疫球蛋白缺陷；脑血管意外所致的意识障碍，易发生吸入性肺炎和压疮。

3. **环境因素** 老年人就诊率和住院率均较高，使院内感染的危险性增加。此外寒冷刺激可导致上呼吸道感染；饮水、饮食不洁可造成肠道感染等。

4. **药物因素** 长期联合应用广谱抗生素，易导致二重感染；恶性肿瘤或某些疾病，经免疫抑制剂治疗后易发生感染。

【临床特点】

老年人发生感染后，临床表现不典型，不易被发现，且治愈较慢，病程较长，极易发生各种并发症。其临床特点如下：

1. **症状与体征不典型** 老年人神经反应迟钝，患病后常缺乏典型症状和特征。有时病情虽然严重，而症状和体征却轻微，甚或缺如。发热是感染的重要标志，但老年人即使病情严重也可能无明显高热，这可能与其基础代谢低、产热量少、体温调节中枢功能减退等有关。急性感染时，末梢血白细胞计数可无相应增高等。

2. **病程长、恢复慢** 老年人感染性疾病发病较隐匿，待出现症状而就诊时，常已发病数日，故易延误诊断。确诊后因老年人机体代谢、再生修复能力低下，使疾病治愈较慢，恢复延缓。

3. 并发症多、死亡率高　随着年龄的增长，老年人组织器官衰老，功能明显降低，一旦患有感染性疾病，并发症发生率较年轻人明显增高，并发症的发生是病情严重的重要标志之一，也是老年感染疾病死亡率高的重要原因之一。

【辅助检查】

1. 血象检查　病毒感染者，血白细胞计数正常或偏低，淋巴细胞比例升高。细菌感染者，血白细胞计数和中性粒细胞可增多或不增多，重者可见核左移现象。注意血常规结果与病情的严重程度不一定相符。

2. 病原学检查　如血培养、痰培养等，细菌培养可判断细菌类型。进行药物敏感试验，对临床用药具有指导意义。

【常用护理诊断】

1. 体温升高　与感染有关。
2. 焦虑　与担心交叉感染、感染导致疾病恶化、反复感染、长期住院等因素有关。
3. 知识缺乏　缺乏抗感染及老年人发生感染的特点等相关知识。

【护理措施】

1. 一般护理　有发热等全身感染症状时应卧床休息；疾病缓解后，在医生指导下，进行适当的运动，可增强抗感染能力。

2. 发热护理　宜采取头置冰袋、温水擦浴等物理降温的方法控制体温；在没有明确引起发热的原因之前，慎用退热药，以免症状掩盖，增加确诊难度。

3. 药物护理　绝大部分老年患者的感染，一旦发现应尽早治疗，尤其是肺炎、脑膜炎、脓毒血症等感染。对于严重感染的老年患者，应早期使用广谱抗生素，并首选静脉给药，明确病原体后，及时更换敏感抗菌药。

4. 病情观察　用药期间注意观察药物的疗效及不良反应，注意与同服药物之间的相互作用，避免拮抗。

5. 常见的感染性疾病的防控与护理

（1）肺炎　老年人医院获得性肺炎的发生率较高。以细菌感染为主，多重感染尤其常见。老年患者临床表现常不典型，一般症状如胸痛、高热、咳嗽等可不明显，但呼吸急促较常见，常伴发菌血症。

预防和控制措施：①合理使用抗菌药物，准确执行医嘱，并观察药物疗效，做好各种标本的留取工作；②严格执行消毒隔离制度；③严格执行无菌操作原则；④做好口腔护理；⑤加强环境管理，减少交叉感染，缩短住院时间。

（2）泌尿系感染　发病与年龄呈正比，无症状菌尿多，且病死率高。缺乏特异性症状，可有畏寒、发热、下腹不适等症状。留置导尿管是医院尿路感染的主要原因，此外，抗菌药物的应用、其他相关疾病（如糖尿病、恶性肿瘤、慢性肾病等）也会增加泌尿系感染的风险。因此，控制留置导尿的适应证及留置时间，加强护理巡视，严格执行无菌操作原则，减少抗菌药物的使用时间和种类，积极治疗相关疾病等均可降低泌尿系感染的概率。

（3）老年压疮　老年人卧床率增加，长期卧床是压疮发生的重要因素。预防措施为：①合理饮食；②切忌长久保持一个姿势；③勤翻身；④保持床单和皮肤清洁。

【健康指导】

1. 健康宣教　合理营养，适当运动，增加机体对感染的抵抗能力。

2. 心理指导　应向患者说明不良情绪对疾病治疗的负性影响，鼓励其保持乐观心态，积极配合治疗。

3. 用药指导　鼓励并指导老人采用非药物方法缓解症状，告知滥用药物的不良后果，尤其是抗菌药物。使其明确合理用药的重要性，提高其用药依从性。

第三节　老年慢性阻塞性肺部疾病

病例导入

李大爷，69 岁，慢性咳嗽、咳痰，伴喘憋 8 年。近日受凉后出现咳嗽、咳痰加重，伴有明显的气喘、呼吸困难和发热。查体：神志清，T 38.1℃，P 95 次/分，R 29 次/分，BP 130/85mmHg，喘憋貌，口唇轻度发绀，桶状胸，双肺布满干性啰音，肺底闻及小水泡音，心脏未闻及异常，双下肢无浮肿。

请思考：

1. 该老人的主要护理诊断有哪些？

2. 如何指导其进行正确的家庭氧疗和护理？

慢性阻塞性肺疾病（chronic obstructive pulmonary diseases，COPD）是老年人呼吸系统的常见病和多发病，患者常因急性呼吸衰竭而导致死亡，年龄越大，发病率越高。由于肺功能进行性减退，严重影响老年人的生活质量，同时也带来沉重的社会负担和经济负担，预计至 2020 年时 COPD 将占世界疾病经济负担的第 5 位。

【概念】

慢性阻塞性肺疾病，简称慢阻肺，是以持续气流受限为特征的疾病，其气流受限多呈进行性发展，与气道和肺组织对香烟、烟雾等有害气体或有害颗粒的异常慢性炎症反应有关，主要包括慢性支气管炎和阻塞性肺气肿。

【病因】

1. 外在因素

（1）吸烟　吸烟是 COPD 最重要的发病因素，吸烟者慢性支气管炎的患病率比不吸烟者高 2～8 倍，烟龄越长，吸烟量越大，COPD 患病率越高。

（2）环境因素　如烟雾、雾霾、过敏原、工业废气及室内外空气污染等，浓度过高或接触时间过长，均可能发生 COPD。

（3）感染　感染是 COPD 发生发展的重要因素之一。

（4）其他因素　年龄、遗传、受凉和气候变化等。

2. 内在因素　老年人肾上腺皮质功能减退，细胞免疫功能下降，溶菌酶活性降低，容易发生呼吸道的反复感染，从而增加了 COPD 的发生率。

【临床特点】

起病缓慢，病程较长，主要表现为呼吸困难。慢性咳嗽通常为首发症状，咳痰多为白色黏痰或白色泡沫样痰，气短是 COPD 的标志性症状。早期体征可无异常，随病情进展可出现桶状胸，双侧语颤减弱，肺部过清音，干湿啰音。其临床特点如下：

1. 呼吸困难更突出　老年人随着气道阻力的增加，呼吸功能发展为失代偿时，轻度活动，甚至静息时即有胸闷、气促发作。

2. 症状、体征不典型　老年患者通常没有明显的临床症状，如在炎症急性发作时体温不升、白细胞不高、咳嗽不重、气促不显著，可表现为厌食、胸闷、少尿等。体格检查可见精神萎靡、颜面发绀、呼吸音低或肺内啰音密集等。

3. 易反复感染，并发症多　老年人气道屏障功能和免疫功能减退，体质下降，故易反复感染，且肺源性心脏病、休克、电解质紊乱等并发症的发生率增高。

【辅助检查】

1. 肺功能检查　是诊断 COPD 的金标准，是判断气流受限的主要客观指标，用于判断病情程度和预后情况。

2. 胸部 X 线检查　COPD 早期胸片可无变化，随后可出现肺纹理增粗、紊乱等非特异性改变及肺气肿改变。

3. 血气分析　主要用于晚期患者，对确定低氧血症、高碳酸血症、酸碱平衡失调以及判断呼吸衰竭的类型有重要价值。

【常用护理诊断】

1. 气体交换受损　与呼吸道阻塞、通气不足、肺部感染及肺泡呼吸面积减少等有关。

2. 清理呼吸道无效　与呼吸道阻塞、分泌物增多及痰多黏稠有关。

3. 活动无耐力　与呼吸困难及缺氧有关。

4. 焦虑　与病情反复及自理能力下降有关。

5. 潜在并发症　肺源性心脏病。

【护理措施】

1. 戒烟　戒烟指导是早期干预的重要措施，能使大多数患者的症状减轻，延缓或阻止肺功能的进一步下降。

2. 保持呼吸道通畅　老年人因咳嗽无力，常排痰困难，要鼓励老人摄入足够的水分，指导其采用正确的排痰方法。

（1）有效咳嗽　老人取坐位或半卧位，屈膝，上身前倾，双手抱膝或在胸部和膝部上置一软枕并用两肋夹紧，深吸气后屏气3秒，腹肌用力做爆破性咳嗽。

（2）叩背排痰　手呈扣杯状，以手腕力量，有节奏地自下而上，由外向内轻轻叩击。注意不可在饱餐时进行。

（3）雾化吸入　对分泌物黏稠不易咳出的老人，可给予雾化吸入（加祛痰药物）。

3. 氧疗护理　长期家庭氧疗可改善COPD伴慢性呼吸衰竭患者的生存率。氧流量为 $1.0 \sim 2.0L/min$，吸氧时间 $>15h/d$。对Ⅲ级重度的COPD患者主张长期氧疗。具体指征是：①$PaO_2 < 55mmHg$ 或 $SaO_2 \leq 88\%$，有或没有高碳酸血症；②$PaO_2 < 55 \sim 70mmHg$，或 $SaO_2 \leq 88\%$，并有肺动脉高压、心力衰竭或红细胞增多症（血细胞比容 >0.55）。

4. 呼吸功能锻炼　腹式呼吸能加强腹肌、膈肌训练，提高呼吸效率；缩唇呼吸可使肺气肿患者呼气时提高支气管内压，防止小气道过早陷闭。

5. 药物护理

（1）抗生素　对多基础疾病、长期卧床的老年患者要警惕用药导致的二重感染。

（2）支气管舒张药　短期按需应用，可缓解症状；长期规则应用可预防和减轻症状，增加活动耐力。常用药物有：β_2肾上腺素受体激动剂（可引起心动过速、心律失常，长期使用可发生肌肉震颤）、抗胆碱能药（可出现口干、口苦反应）和茶碱类药（可引起胃肠道反应）。

喷雾剂的使用方法：使用前应用力摇匀，尽量呼气后，立即将气雾剂的喷口放在口内，并合上嘴唇含着喷口，缓慢吸气的同时，马上按下药罐，并继续深吸气后，屏息10秒，然后再缓慢呼气。若需再吸1剂，应间隔至少1分钟。

（3）糖皮质激素　可减轻气道黏膜的炎症、水肿及分泌亢进，并可降低气道反应性，延缓并发症的发生。但易发生多种不良反应，应高度重视。

（4）其他药物　祛痰药、抗氧化剂、免疫调节剂、中药等。

6. 心理护理　耐心倾听患者的诉说、抱怨，帮助其了解和适应医院生活，通过加深对疾病的了解、鼓励多与其他患者及家属沟通和交流、多参与社会活动、与患者共同制定和实施康复计划等方式增强其战胜疾病的信心，缓解焦虑情绪。

7. 病情观察　观察咳嗽、咳痰及呼吸困难的程度及特点，监测动脉血气分析和水、电解质平衡等情况。

【健康指导】

1. **预防保健** 指导患者和家属了解本病的诱发因素，积极做好预防。高危人群，应定期进行肺功能监测，达到早期发现并及时干预的目的。

2. **日常生活指导** 与患者和家属共同制定休息和饮食计划，做好日常生活保健。

3. **康复训练** 根据老人身体状况制定个体化训练方案。

第四节 老年常见的心脑血管疾病

病例导入

张伯伯，66 岁，私企经理，身高 172cm，体重 85kg，生气后出现发作性心前区压榨性疼痛，伴闷胀感，气促，胃部不适。含服硝酸甘油有效。既往有高血压病史 8 年。查体：T：37.0℃，P：90 次/分，BP：125/80mmHg，心电图呈典型心肌缺血性改变。临床诊断：冠心病，心绞痛。

请思考：

该患者主要的护理诊断是什么？应采取什么护理措施？

心脑血管疾病是心血管疾病和脑血管疾病的统称，具有发病率高、病死率高、致残率高、复发率高、并发症多的特点。被称为"人类健康的头号杀手"，是一种严重威胁人类，特别是中老年人健康的常见病。

【概念】

心血管疾病，又称为循环系统疾病，发病与动脉硬化有关。老年常见的心血管疾病是高血压和冠心病。目前我国 60 岁及以上老年人高血压患病率近 50%，但治疗率和血压控制达标率仅为 32.2% 和 7.6%。

脑卒中（俗称中风，包括脑梗死和脑出血）是一种急性脑血管病，据 WHO 统计，全世界每 6 个人中就有 1 人可能罹患卒中，每 6 秒钟就有 1 人死于卒中，每 6 秒钟就有 1 人因卒中而永久致残。在我国，脑卒中已成为居民第一位死亡原因。

【病因】

1. **高血压和动脉硬化** 长期高血压可使动脉血管壁增厚或变硬，使管腔变细。冠状动脉粥样硬化是引起冠心病的主要原因。高血压是发生脑卒中的最危险因素，即使血压降到原来的 35% 以下，也有可能发生脑卒中。当血压骤升时，脑血管容易破裂发生脑出血；或高血压加快动脉硬化过程，动脉内皮细胞也会受到损伤，血小板易在伤处聚集，而形成脑血栓。

2. 血液黏稠　老年人血管老化，脏器血流灌注减少，流速减慢，血黏度迅速升高，造成心脑供血不足，血液黏稠性越高，血液在血管内流动速度越慢，越易形成血栓。

3. 吸烟　烟碱可促使血浆中的肾上腺素含量增高，并能促使血小板聚集和内皮细胞收缩，从而引起血液黏滞。

4. 心理-社会因素　不良情绪与心、脑血管疾病的发病及病情发展密切相关，因心、脑血管疾病的并发症多、致残率高、致死率高等原因，使患者容易出现恐惧、焦虑等不良情绪，对疾病控制极其不利。

5. 其他因素　年龄、性别、遗传、肥胖、易怒、饮食不合理、缺少必要的运动、过量饮酒等。

【临床特点】

老年期常见的心脑血管疾病早期无症状或症状轻微者多见，应注意观察识别。

1. 老年高血压病　老年高血压病是指 60 岁以上的老年人，在未使用抗高血压药物的情况下，血压持续或非同日 3 次以上坐位收缩压 ≥ 140mmHg 和（或）舒张压 ≥ 90mmHg。其临床特点如下：

（1）收缩压增高、脉压增大　老年人单纯收缩期高血压（ISH）占老年高血压患者的 60% 以上，且年龄越大，发生率越高。脉压（差）增宽与病死率和心血管事件的发生率呈正相关。

（2）常见血压昼夜节律异常　不仅表现为清晨高血压、高血压合并体位性低血压和餐后低血压患者增多，而且昼夜节律异常发生率也高。

（3）并发症多，且多病共存　冠心病、脑卒中是常见且严重的并发症，常与糖尿病、高脂血症、肾功能不全等疾病共存。并发症和多种疾病之间相互影响，使得病情复杂多变，病死率高。

（4）假性高血压增多　老年人由于肱动脉高度硬化，致使袖带测压的值比动脉插管测压的值高出 10～100mmHg。这种收缩压增高是一种假象，故称假性高血压。临床上如不注意区别假性高血压，盲目使用大量降压药，可导致血压过低以致昏厥及脑梗死等问题的出现。

（5）白大衣高血压增多　指患者仅在诊室内测得血压升高，而诊室外血压正常的现象。

知识拓展

假性高血压的诊断方法

假性高血压的诊断方法包括：①袖带法测压时，当袖带加压超过患者收缩压（约 20mmHg）时，仍能扪及患者桡动脉或肱动脉搏动，即出现 Osler 试验阳性；②直接动脉内测压，测量值明显小于袖带测压值。

2. **冠状动脉硬化性心脏病** 常见诱因有劳累、情绪激动、饱食、受寒、天气骤变、急性循环衰竭等。老年患者常以胸闷、心前区疼痛、心力衰竭、乏力或心外症状等多种临床表现为首发症状。其临床特点如下：

（1）临床表现不典型，误诊和漏诊多 ①无疼痛型冠心病多：年龄越高，无痛性比例越高，80岁以上患者可达60%~80%，伴有糖尿病的高龄老人可无胸痛。②心绞痛疼痛部位不典型：可出现在腹背部、颈部、左前臂、腕部、手指、牙床、咽喉，甚至下肢，虽疼痛部位各异，但诱因多是劳累、激动等，且呈阵发性，含服硝酸甘油能缓解。③非疼痛症状多：胃部不适较常见，是一种憋闷、胀满感觉，有时还伴有钝痛、胃灼热及恶心呕吐感。胸闷、呼吸困难也较常见，还有无任何原因可解释的疲倦、精力不足、出汗等现象。老年人急性心肌梗死也可以其他症状为首发症状，如心力衰竭、休克、意识障碍、全身倦怠、表情淡漠等。

（2）心律失常检出率高 老年人易出现各种心律失常，以心房扑动或心房颤动、室性期前收缩、房性期前收缩、室内传导阻滞、房室传导阻滞多见。

（3）合并疾病和并发症多，病死率高 老年人多数在发生冠心病前存在各种疾病，如合并高血压、高血脂、脑血管疾病等，这些疾病相互作用、互为因果，导致本病的治疗棘手和病死率较高。有研究显示，年龄每增加10岁，病死率增加1%。老年冠心病患者各种并发症的发生率均明显高于中青年。

（4）非Q波型心肌梗死发生率高 老年心肌梗死患者胸痛症状不典型，心电图可无Q波出现，多需结合心肌酶检测结果才能诊断。

3. **脑梗死** 又称缺血性脑卒中，是指局部脑组织因血液循环障碍，缺血、缺氧引起的软化坏死，产生相应神经功能缺失的症状和体征。发病占急性脑血管病的70%，主要有脑血栓形成和脑栓塞两种类型。其临床特点如下：

（1）可突然发病，也可在数日内逐渐进展至高峰。

（2）脑血栓形成或脑栓塞部位不同，可有不同表现。如大脑中动脉闭塞最常见，可出现完全的三偏（即对侧偏瘫、偏身感觉障碍、同向偏盲）症状；颈内动脉闭塞，可表现为视力障碍、完全偏瘫、失语症等。

（3）无症状性脑梗死多见。

（4）并发症多，易并发心力衰竭、肺功能衰竭、肾衰竭等。

4. **脑出血** 多见于中老年人（>50岁），常在情绪激动、寒冷、用力排便等诱因时突然发病，多数伴有长期高血压病史，临床表现与出血量和出血部位有关，其中，壳核出血最常见，占脑出血的50%~60%。其临床特点如下：

（1）前驱症状不明显 老年人发病一般无前驱症状，少数可有头晕、头痛及肢体无力等表现。

（2）神经功能缺失严重 老年人发生脑出血时，可出现严重的神经功能缺失，其中意识障碍最多见。

（3）并发症多 如心肌梗死、心律失常、应激性溃疡、高渗性非酮症性昏迷等。

【辅助检查】

1. 24 小时动态血压监测　用于诊断高血压，区别白大衣高血压，评估高血压升高程度及昼夜节律。诊断标准为 24 小时 ≥130/80mmHg；白天 ≥135/85mmHg；夜间 ≥120/70mmHg。

2. 心电图　老年心绞痛患者最常见的心电图异常是非特异性 ST-T 改变；老年急性心肌梗死患者的心电图诊断阳性率下降，可无病理性 Q 波，仅有 ST-T 波的改变。

3. 头颅 CT、MRI　可显示脑梗死、脑出血的部位及范围。

4. 脑脊液检查　出血性脑梗死时脑脊液可见红细胞；脑出血时脑脊液呈洗肉水样。

5. 心肌酶学检查　有助于急性心肌梗死的诊断。

【常用护理诊断】

1. 急性意识障碍　与脑出血引起的大脑功能缺损有关

2. 疼痛、胸痛　与心肌缺血、缺氧有关。

3. 生活自理能力缺陷　与脑出血导致的偏瘫、冠心病导致的长期卧床、活动能力下降、神经功能受损等因素有关。

4. 有皮肤完整性受损的危险　与偏瘫卧床有关。

【护理措施】

1. 老年高血压病

（1）监测血压　教会老人和家属正确测量血压，建议在刚开始服降压药时和调整用药时每天测量血压 3 次，血压平稳后改成 3 天/周，2 次/天。应急情况或不舒适时随时测量血压。

（2）心理护理　老年人心理脆弱，易将高血压与中风、心肌梗死等紧密联系，应针对患者的心理状态，予以必要的解释和安慰，帮助其树立战胜疾病的信心。

（3）生活方式护理　①合理饮食，少量多餐。控制钠盐的摄入（＜5g/d），少食腌制、高胆固醇食品，适当增加优质蛋白的摄入；②适当增加体力活动；③戒烟限酒。

（4）用药护理　药物治疗是降压的主要手段。老年人心血管调节功能减退，降压药物应从小剂量开始，根据血压对药物的反应逐渐增加剂量。

老年人首选利尿剂，最好选择 24 小时长效降压药平稳降压，联合用药可减少服药剂量，以降低药物的不良反应。告知老人药物的疗效及不良反应，如利尿剂主要的不良反应是造成电解质紊乱。坚持长期严格遵医嘱用药，如果突然停药，在劳累、激动等情况下，可能出现高血压危象等高血压急症。切勿擅自停药、换药或更改剂量。尽量避免在晚上 10 点至早上 6 点间服药，以免血压过低，甚至引起脑血栓形成。

（5）病情监测　初诊老年人高血压须进行危险分层的评估，根据分层进行不同的处理，而生活方式的干预则需贯穿整个治疗过程（图 7－1）。

60 岁以上的老年人，均有不同程度的动脉硬化，正常偏高的血压有利于心、脑、

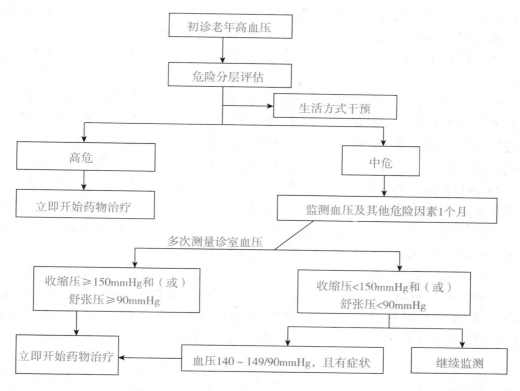

图 7-1 初诊老年高血压患者的评估和监测程序

肾等脏器的血液供应。情况不同，降压目标值亦不同。65 岁及以上患者血压应降至 150/90mmHg 以下，如能耐受可降至 140/90mmHg 以下；对伴有肾脏疾病、糖尿病、冠心病或心力衰竭的患者，血压应降至 140/90mmHg 以下；对于 80 岁以上的高龄老人，血压不宜低于 130/60mmHg。老年患者降压治疗应强调收缩压达标，同时应避免降压过度及过快。

2. 冠状动脉硬化性心脏病

（1）一般护理 急性期应绝对卧床，避免劳累，冠心病发作时应立即原地休息，注意保暖，意识障碍患者做好安全防护；环境整洁、安静，避免噪音等刺激；病情稳定后，可遵医嘱进行适当活动。可根据病情给予低流量持续吸氧。

（2）日常生活护理 卧床患者应防止压疮的发生，做好口腔护理，保持大便通畅，栓塞患者避免用力咳嗽，以防栓子脱落；将呼叫器、患者经常使用的物品放置在易取之处；合理饮食，劳逸结合，戒烟限酒。

（3）病情监测 持续心电监测，观察患者有无心律失常等情况，并记录；每小时巡视病房 1 次，注意观察患者的面色、心率、呼吸及血压变化，询问疼痛是否减轻；嘱患者在胸痛发作或加重时及时通知护士。

（4）用药护理 胸痛严重时应遵医嘱给予吗啡或哌替啶止痛，用药期间应严密监测血压、脉搏的变化，起床、起立动作宜慢，避免体位性低血压。教会患者自测脉搏，出现眼花、黑蒙等症状应及时报告。肠溶阿司匹林对胃肠道刺激较大，宜饭后服用；严密观察有无出血倾向，嘱患者尽可能少做剧烈活动，避免意外损伤而加重出血。

（5）介入治疗（支架）护理 经皮冠状动脉腔内成形术（PTCA）在临床应用较广泛。

1）术前护理：①向患者说明介入治疗的必要性、过程及手术成功后的获益等，帮助患者稳定情绪；②做好药敏试验等各项术前准备工作；③应避免在术侧上肢留置静脉套管针；④指导患者进行呼吸、闭气、咳嗽训练，以及床上排便训练；⑤术前进餐不宜过饱，以六成饱为宜，不宜喝牛奶、吃海鲜和油腻食物，以免术后出现腹胀或腹泻。

2）术后护理：①连续心电、血压监护24小时；②即刻行12导联心电图检查，并与术前对比；③加压包扎，术侧制动，经股动脉穿刺者术后需卧床24小时，避免做屈髋动作；④观察术侧末梢的皮肤颜色、温度及动脉搏动情况；⑤鼓励患者多饮水，少量多餐，保持大便通畅；⑥观察有无出血倾向；⑦积极预防感染。

（6）心理护理 心理行为应激是心血管事件的重要促发因素。护理人员应多与老人沟通和交流，认真倾听，随时了解老人的心理状态、性格特征、喜恶嗜好等，增加老人了解关于疾病的相关知识，使其认识到情绪对健康和疾病的影响。在患者活动耐力范围内，鼓励其完成部分生活自理活动，以增加自我价值感。

知识拓展

心血管健康的四大基石

1992年在加拿大举行的国际心脏保健会议后，WHO发表了著名的《维多利亚宣言》，宣布建立心血管健康的四大基石是合理膳食、戒烟限酒、适量运动和心理平衡。

3. 脑梗死

（1）心理护理 指导家属要关心尊重老人，不能有嫌弃情绪，要为患者创造良好的生活环境。护士应细心观察老人的心理反应，及时做好心理疏导。对明显焦虑、抑郁、疑病等，可遵医嘱使用抗焦虑、抗抑郁药，或求助心理医师。

（2）用药护理 患者常联合应用溶栓、抗凝、脑代谢活化剂等多种药物治疗。护士应熟悉各药物的药理作用、注意事项、不良反应和观察要点，以提高患者的用药依从性。应用溶栓及抗凝药物时，应密切观察患者有无黑便、牙龈出血等出血表现，如出现继发颅内出血表现，应立即停药，协助紧急头颅CT检查。输注甘露醇应选择较粗大的血管，以保证药液快速滴注，并注意观察药物疗效和不良反应。

（3）日常生活护理 合理膳食，根据标准体重限制总热量的摄入，饮食宜低脂低盐，戒烟限酒；做好口腔护理；如伴有面瘫，食物要送入健侧舌根处；如老年人易呛咳，可将食物加工成糊状，口服药如无禁忌，可研碎后拌在食物里；重症患者给予鼻饲饮食。

（4）介入治疗护理 介入性动脉溶栓治疗是一种安全、有效的治疗方法，治疗前应明确适应证，认真做好术前准备和术后护理。

1）术前准备：①向患者及家属介绍手术治疗的目的、简单操作方法及获益等，消除其顾虑，并积极配合治疗；②护士应全面了解患者的具体情况、病史和各项检查化验结果，做好护理记录；③做碘过敏试验，备皮，留置导尿管，建立静脉通道，遵医嘱给药；④通知导管室做好术前准备，并与导管护士一起做好三查七对。

2）术后监测和护理：①患者取仰卧位，观察穿刺部位有无出血情况，尤其是术后2小时内；②监测生命体征，观察足背动脉搏动情况；③术后24小时，如患者手术切口无出血或渗血，可下地活动，并指导患者正确进行功能锻炼；④术后定期复查。

（5）康复训练 适度训练可促进瘫痪肢体的血液循环，防止深静脉血栓形成，促进肌力和关节活动度的恢复，防止肢体挛缩变形，并使患者达到生活自理或部分自理。

4. 脑出血

（1）休息和活动 绝对卧床休息，床头抬高15°～30°，以减轻脑水肿。环境整洁、安静、空气清新，减少探视。

（2）日常生活护理 给予高蛋白、高维生素、低脂饮食，防止便秘。昏迷或有吞咽障碍的患者，应遵医嘱给予鼻饲饮食，注意口腔卫生。

（3）心理护理 保持乐观心态，积极配合治疗及各种功能锻炼和语言康复训练。

（4）病情观察 密切观察病情，及时发现和处理并发症及药物所致的不良反应。如出现意识障碍加深、头痛、呕吐、血压升高、呼吸不规则、双侧瞳孔不等大等情况，应立即通知医生，并做好抢救准备。

（5）用药护理 严格遵医嘱用药，并注意观察药物疗效和不良反应。

（6）康复训练 教会患者及家属自我护理的方法和康复训练技巧，做好健康宣教，使患者和家属认识到康复训练对疾病治疗及愈后的重要意义，并能坚持训练。

知识拓展

卒中防控的 5 项简易措施

《中国卒中宣言》呼吁全社会重视卒中防控，并向民众提出以下 5 项简易措施：

（1）认知高血压、糖尿病、血脂异常等卒中危险因素；

（2）进行体力活动及常规锻炼；

（3）健康饮食，避免肥胖；

（4）戒烟限酒；

（5）学会识别卒中预警症状和应对方法。

【健康指导】

1. 保持心态平和　保持乐观积极的心态对于老年心脑血管疾病患者非常重要。
2. 良好的生活习惯　饮食合理、适当运动、减轻体重、戒烟限酒、防寒保暖等。
3. 康复训练　指导患者根据病情采取适当的康复锻炼方式。
4. 定期体检　老年人应每年体检一次，并要对血压、血脂、血糖进行监测，尤其在有各种刺激因素时（如情绪的变化、运动量的变化），机体往往处于应激状态，更应做详细的检查。

第五节　老年糖尿病

病例导入

李奶奶，72 岁，糖尿病史 8 年。现服用二甲双胍、格列吡嗪联合降糖，因不能坚持按医嘱服药及饮食控制，空腹血糖波动在 $6.0 \sim 12.4mmol/L$。3 天前饱餐后 2 小时出现昏迷，急诊入院，诊断为糖尿病高渗性昏迷。

请思考：

该患者主要的护理诊断是什么？应采取哪些护理措施？

近 30 年来，随着生活水平的提高、人口老龄化、肥胖率上升及生活方式的改变，我国老年糖尿病患病率不断上升。但老年糖尿病患者知晓率和控制率均较低，发病率和病死率高，严重影响老年人的生活质量和寿命，故应积极做好防治。

【概念】

糖尿病（diabetes mellitus，DM）是一组由多病因引起的以慢性高血糖为特征的代谢性疾病，是由于胰岛素分泌和（或）作用缺陷所引起的。老年糖尿病包括 60 岁以后才发病或者 60 岁以前发病而延续至 60 岁以后的糖尿病患者。

【病因】

老年糖尿病 95% 以上为 2 型，其发病主要与遗传、免疫、环境和生理性老化有关。
1. 环境因素　年老、生活方式、营养过剩、肥胖、体力活动不足、化学毒物等。
2. 疾病因素　如高血压、高脂血症等与糖尿病发病相关的全身性因素。
3. 其他因素　如遗传、感染、社会心理因素等。

【临床特点】

1. 发病率高　糖尿病主要发生在中老年，全球大约 2.85 亿糖尿病患者中，将近一半为 60 岁以上人群。

2. **起病隐匿且症状不典型**　绝大多数老年糖尿病患者没有明显的"三多一少"症状，部分患者可表现为疲乏无力、尿频、四肢酸痛麻木、视力障碍等。

3. **并发症多且严重**　老年患者由于发病隐匿，常以并发症为首发症状，如有的患者因视力下降检查眼底发现有特征性的糖尿病视网膜病变，有的患者因急性心肌梗死、脑血管意外急诊住院时发现糖尿病。

（1）**急性并发症**　高渗性非酮症性糖尿病昏迷为严重的急性并发症，老年患者多见，多发生于原来有轻症糖尿病或无糖尿病史者，病死率常高达 50% 左右；酮症酸中毒，也是糖尿病常见的并发症，老年人发病较青年人低，但病死率高。

（2）**慢性并发症**　视网膜病变高发；合并高血压时，易导致肾功能急剧减退；自主神经病变多见，足部溃疡、感染及截肢风险较高；大血管病变，使心脏、脑和周围血管疾病风险增加 2~7 倍；缺血性心脏病常无症状，冠状动脉常多支受累。

4. **易出现低血糖反应**　老年人进食后胰岛素分泌高峰延迟，可出现反应性低血糖；由于受个体差异、自身保健能力、用药依从性等因素影响，老年人在药物降糖过程中易发生低血糖反应。

知识拓展

低血糖的主要症状和诊断标准

低血糖的主要症状为乏力、心慌、手抖、头晕、饥饿、烦躁、抽搐、焦虑。低血糖的诊断标准为 Whipple 三联征：①有低血糖症状；②发作时血糖低于 2.8mmol/L；③供糖后低血糖症状迅速缓解。老年糖尿病患者发生低血糖时，常常缺乏上述自主神经兴奋的症状，应引起临床医师和护理人员的高度重视。

【**辅助检查**】

1. **血糖测定和口服葡萄糖耐量试验（OGTT）**　血糖升高是诊断糖尿病的主要依据，也是判断病情和控制病情的主要指标。诊断标准为空腹血糖（FPG）≥7.0mmol/L，或 OGTT 2 小时血糖≥11.1mmol/L，应考虑糖尿病。老年糖尿病诊断需重视 OGTT 2 小时血糖测定，因为 OGTT 2 小时血糖增高明显多于 FPG。

2. **糖化血红蛋白（HbA$_1$c）**　HbA$_1$c 可反映患者近 8~12 周的平均血糖水平，HbA$_1$c≥6.5% 即可诊断为糖尿病，但 HbA$_1$c 不能确定是否发生过低血糖。

3. **胰岛素释放试验**　反映基础和葡萄糖介导的胰岛素释放功能，老年人多存在胰岛素功能低下和胰岛素抵抗。

【常用护理诊断】

1. 营养失调，低于或高于机体需要量　与胰岛素相对或绝对不足所致三大物质代谢紊乱有关。

2. 有感染的危险　与代谢紊乱、免疫功能受损和微循环障碍有关。

3. 有受伤的危险　与低血糖反应、末梢感觉功能下降有关。

4. 焦虑　与血糖控制不良、病情反复、治疗费用高等有关。

5. 潜在并发症　感染、低血糖、酮症酸中毒、大血管或微血管病变等。

【护理措施】

1. 饮食护理　饮食治疗是老年糖尿病的基本治疗，适当控制饮食可减轻胰岛 β 细胞的负担。根据理想体重［理想体重（kg）＝身高（cm）－105］和体力活动计算每天所需的总热量，休息状态下每天每公斤理想体重给予热量 25～30kcal，轻体力劳动为 30～35kcal，中度体力劳动为 35～40kcal，重体力劳动为 40kcal 以上。膳食中碳水化合物供量应占饮食总热量的 50%～60%，忌食葡萄糖、蔗糖、蜜糖及其制品；蛋白质的摄入量占供能比的 10%～15%；脂肪供能不超过总热量的 30%，其中饱和脂肪酸不应超过总热量的 7%。限制盐的摄入量（＜6g/d），可适当增加膳食纤维的摄入量，膳食纤维每日摄入量至少 14g/kcal，提倡食用绿叶蔬菜、豆类、粗谷物、含糖低的水果等，戒烟限酒，忌暴饮暴食。

2. 运动指导　运动对控制血糖十分重要，在开始制定运动方案之前，应仔细地询问患者的病史，并结合体格检查，评价患者的心血管状况和确定有无脑血管并发症。三餐后散步 20～30 分钟是老年患者改善餐后血糖的有效措施之一。老年人的运动要量力而行，循序渐进，持之以恒，注意及时补充水分，运动前、后要监测血糖。老年人可根据身体状况、血糖水平、心功能情况等选择适宜的运动项目，如步行、太极拳、游泳、骑自行车等。

3. 用药护理

（1）常用药物　在饮食和运动干预不能达到理想血糖水平时，可考虑药物治疗。《中国 2 型糖尿病防治指南（2013）》强调在不出现低血糖的前提下，可根据老年患者情况制定个体化控制目标，以达到适度血糖控制。

1）口服降糖药：注意药物的不良反应。①磺脲类：老年人极易出现低血糖反应；②双胍类：消化道反应；③α 意葡萄糖苷酶抑制剂：胃肠道反应；④噻唑烷二酮类：与胰岛素或促胰岛素分泌剂联合使用时，可增加低血糖反应的风险。

2）胰岛素：是控制高血糖的重要手段和有效手段。胰岛素治疗仍强调饮食和运动治疗的密切配合，胰岛素剂量要适时调整。应根据糖尿病类型、病情及年龄等因素，选择不同的治疗方案。考虑到老年人易发生低血糖，加用胰岛素时，应从小剂量开始逐步增加至合适剂量。

（2）观察药物疗效和不良反应　老年人最易发生低血糖反应，一旦发生，应及时进食糖类食物或静脉推注 50% 葡萄糖 20～30ml。指导老年人随身携带甜点及病情卡，注明低血糖反应的表现及放糖位置，以便发生低血糖反应时他人能及时救治。

4. 并发症护理　糖尿病慢性并发症是患者致残、致死的主要原因，早期防治至关重要。老年人应定期体检、早期发现、早期诊断，对已经明确诊断的糖尿病患者，应早期、积极全面地控制各种并发症。

5. 心理护理　良好的心理状态有助于调动患者的主观能动性，有利于稳定病情，促进身心健康，提高生活质量。教育患者应保持乐观，正视事实，珍惜生命，积极配合治疗，促进康复。

6. 监测病情　教会老年人自我监测血糖、尿糖，并做好记录，这也是病情监测和调整药物剂量的重要依据。

【健康教育】

1. 知识宣教　教育老年人及其家属正确认识糖尿病，并积极应对。指导老人正确处理精神压力，保持平和的心态。

2. 生活指导　指导老年人长期严格控制饮食，适当运动，戒烟酒，预防各种感染。

3. 用药指导　提高老年人的用药依从性，正确使用口服降糖药及胰岛素，用药期间注意观察药物疗效及不良反应。

4. 定期复查　指导其定期复查，一般每 3～6 个月复查 1 次，每年全身体检 1～2 次。

第六节　老年骨质疏松症

病例导入

李大妈，66 岁，腰背部弥漫性疼痛 6 年，医院曾诊断为"骨质疏松症"，未按照治疗方案正规服药，也未在饮食上加强相应的营养，1 天前不慎摔倒导致髋骨骨折。李大妈家住农村，生活拮据，三餐以面食为主，喜高盐饮食。

请思考：

1. 李大妈最主要的护理诊断是什么？

2. 试分析导致李大妈骨质疏松的原因有哪些？

骨质疏松症发病与年龄成正相关，常见于绝经后妇女和老年人。随着我国老年人口的增加，骨质疏松症发病率也逐年上升。骨质疏松症最严重的后果是骨折，尤其是髋部骨折，病死率、致残率高，给家庭和社会带来沉重的负担。

【概念】

骨质疏松症（osteoporosis，OP）是一种以骨量低下，骨微结构损坏，导致骨脆性增加，易发生骨折为特征的全身性骨病。也是引起老年人卧床率和伤残率增高的主要因素。

【病因】

1. 内分泌因素　雌激素缺乏使甲状旁腺素敏感性增加，导致破骨细胞的活性和数量增加。某些细胞因子产生增加，可加速破骨；老年人由于多因素导致甲状旁腺素（促破骨作用）增高及降钙素（促成骨作用）降低，而使骨质吸收加剧。

2. 营养及生活因素　饮食中不注重补钙，或因慢性病导致长期卧床，关节不负重，肌肉萎缩；户外活动及日照减少；过量饮酒等。

3. 药物因素　长期服用糖皮质激素、肝素等，可造成骨质疏松症。

4. 遗传因素　OP 是一种多基因遗传性疾病，且发病有人种和地区差异，白人的发生率最高，亚洲人次之，而黑人很少发病。

【临床特点】

老年人发生骨质疏松常无症状或临床表现轻微，患者多以骨折就诊。

1. 疼痛　骨痛和肌无力是患者出现较早的症状，可有腰背部酸痛或周身疼痛和乏力，常为持续性疼痛，疼痛可沿肋间神经或向腰骶尾部放射，仰卧位或坐位时疼痛减轻，直立后伸时疼痛加剧，日间疼痛减轻，夜间和清晨醒来时疼痛加重，弯腰、肌肉运动、咳嗽和大便用力时疼痛亦加重。常为骨质疏松症患者就诊的主要原因。

2. 身高缩短　身高平均缩短 3~6cm，严重者可伴有驼背等体形改变。

3. 脆性骨折发生率高　骨折是老年患者最常见和最严重的并发症。脆性骨折是指无外伤或轻微外伤情况下引起的骨折。轻微外伤，一般指在平地或身体重心高度跌倒所引起的损伤，如乘车时颠簸、上肢举物或下蹲取物、在室内室外滑倒，有的甚至咳嗽一声就会发生。脆性骨折多发生在老年人，是骨质疏松症的最严重后果，所以又称骨质疏松性骨折，主要发生于胸椎、腰椎、髋部及前臂。

【辅助检查】

1. 骨密度测定　骨密度测定是诊断骨质疏松的重要指标。我国骨质疏松诊断标准为：低于骨峰值或成人均值 2.5 个标准差。

2. X 线检查　当骨量减少 30% 以上时，普通 X 线才有改变，故不能作为早期诊断检查。正、侧位 X 线片可确定骨折的部位、类型、移位方向和程度。

3. 生化测定　骨钙素（BGP），是骨更新的敏感指标，可有轻度升高；尿羟赖氨酸糖苷（HOLG），是骨吸收的敏感指标，可升高；血清镁、尿镁均有所下降。

【常用护理诊断】

1. 慢性疼痛　与骨质疏松、骨折及肌肉疲劳、痉挛有关。
2. 躯体活动障碍　与骨痛、骨折引起的活动受限有关。
3. 潜在并发症：骨折　与骨质疏松有关。
4. 情境性自尊低下　与骨折造成的身高缩短、驼背等身体外形改变有关。

【护理措施】

1. 休息和活动　骨折患者应卧床休息，病情缓解后，根据老人的身体状况，制定适应的运动计划。适当运动，有助于增加和保持骨量，如因疼痛而活动受限者，指导其维持关节功能位，每天进行关节活动训练的同时，进行肌肉的等长、等张收缩训练，以保持肌张力。

2. 饮食护理　钙和维生素 D 对于增加老年人的骨量具有重要作用。老年人每天钙需要量为 800mg，维生素 D 为 10μg（400IU）。富含钙的食物有牛奶、大豆及其制品、芝麻酱、虾米、深绿色蔬菜、海带、黑木耳、坚果等，老年人补钙的同时应适当晒太阳和补充相应的维生素 D，富含维生素 D 的食物有鱼肝油、禽、蛋、肝等。另外，适当增加蛋白质的摄入可增加钙的吸收与储存，有利于骨骼再生和延缓骨质疏松，注意磷、锌、铜、氟、维生素 C、和锰的补充。尽量减少可造成钙流失的食品，如咖啡、酒精、碳酸饮料等。

3. 缓解疼痛　卧床休息可缓解因腰背部肌肉群紧张引起的疼痛，卧床时头部不可过高，可在腰下垫一薄枕，以减轻腰部压力。另外热水浴、按摩、中医理疗等方式也可缓解疼痛，也可配合音乐疗法、暗示疏导等辅助治疗。对疼痛严重者可遵医嘱使用止痛剂、肌肉舒张剂等药物，对骨折者应通过牵引或手术方法缓解疼痛。

4. 并发症护理　尽量避免弯腰、负重等行为，防止跌倒、损伤和骨折；对已发生骨折的老人，应每 2 小时翻身一次，指导其进行呼吸和咳嗽训练，做被动和主动的关节活动训练。

5. 药物护理

（1）补充钙制剂和维生素 D　钙制剂不可与绿色蔬菜一起服用，在服用维生素 D 的过程中要监测血清钙和肌酐的变化，以免血钙过高而导致尿路结石。并适当增加饮水量，防止便秘。

（2）降钙素　能抑制破骨细胞的活性，缓解骨质分解代谢，对骨质疏松症患者还有镇痛作用。使用降钙素时，要观察有无低血钙和甲状腺功能亢进的表现。

（3）雌激素　使用雌激素时，应严密监测子宫内膜变化，注意阴道出血情况，定期做乳房检查，防止肿瘤和心血管疾病的发生。

（4）二膦酸盐　如伊班膦酸钠，可增加绝经后骨质疏松症患者的骨密度，降低椎体骨折的发生率，且毒副作用小。

6. 心理疏导　结合老人自身素养、受教育程度、人生观等因素，制定个体化的心理指导方案。为老人安排有利于交际的环境，如床距窗户较近，降低窗户高度，房间距老年人活动中心较近等，邀请老人的好友到家里聚会，增加其与外界互动的机会。鼓励老人坚持康复训练，正确选择和运用辅助器具或特殊的设计，以保证或提高老人的自理能力。分析导致老人自尊低下的原因，协助老年人使用健全的应对技巧，鼓励其学会自我控制不良情绪。

【健康指导】

1. 疾病宣教　介绍骨质疏松症发生的原因、临床表现、辅助检查结果及治疗方法。
2. 日常生活指导　学会在辅助工具协助下完成日常活动，增加日光浴时间。
3. 饮食指导　指导老人适当增加富含钙及维生素 D 的食物，学会合理的膳食搭配。
4. 用药指导　严格遵医嘱定时定量服药，教会老人自我观察药物的不良反应，明确各种药物的使用方法及疗程。

第七节　老年退行性骨关节病

病例导入

刘大妈，63 岁，体型肥胖。活动或劳累后膝关节疼痛史 10 年，加重 1 周，不能活动。查体：膝关节肿胀。刘大妈平时善于交际，社会活动较多，所以对当前的处境很不适应，表现为烦躁、易怒。

请思考：

1. 刘大妈的主要护理诊断及问题有哪些？
2. 如何做好刘大妈的身心护理？

退行性骨关节病（degenerative osteoarthritis）又称骨性关节炎（OA）、老年性关节炎，是多发于中年以后的慢性退行性关节疾病所引起的功能障碍。也是老年人致残及生活质量下降的主要原因，受累关节以负重关节为主，好发于髋、膝、脊椎，以及肩、指间关节等，而膝关节 OA 占全身关节发病率的首位。

【概念】

退行性骨关节病是一种由于关节软骨退行性变，引起关节软骨完整性破坏及关节边缘软骨下骨板病变，继而导致关节症状和体征的一组慢性退行性关节疾病。

【病因】

1. 生理性因素　老化带来的关节软骨弹性下降，软骨缓冲作用减弱，关节内局灶性炎症等改变，增加了骨关节炎的患病率。

2. 肥胖　体重超重是本病发病的重要因素之一。

3. 环境因素　常居住在潮湿或寒冷环境。

4. 其他因素　吸烟、长期不良姿势导致的关节形态异常、遗传、穿高跟鞋、剧烈的文体活动对关节的磨损等。

【临床特点】

退行性骨关节病起病隐匿，进展缓慢。其主要临床表现是反复发作的关节疼痛、僵硬、肥大和进行性运动受限。

1. 疼痛　关节疼痛、肿胀、不适是主要症状，也是功能障碍的主要原因，主要特点为隐匿发作、持续钝痛，多发生于活动后，休息可缓解。病情发展后疼痛加重，休息和睡眠时也有疼痛，夜间可痛醒；关节活动因疼痛而受限，致使持物、行走和下蹲困难。

2. 晨僵和黏着感　发作时间少于30分钟，黏着感指晨起或久坐后，开始活动时感到僵硬，站立片刻并稍活动即可缓解。多见于老年人的下肢关节。

3. 其他症状　关节内卡压，主要见于膝关节，易致跌倒摔伤。

4. 体征　关节畸形、压痛和被动痛、关节活动弹响（骨摩擦音，以膝关节多见）以及活动受限。

【辅助检查】

1. 放射学检查　典型的X线表现为受累关节软骨下骨质硬化、囊变，关节边缘骨赘形成，受累关节间隙狭窄。MRI有利于早期诊断，CT用于椎间盘疾病的检查。

2. 实验室检查　无特异的实验室指标，血沉、C反应蛋白可轻度升高，关节液凝固试验呈阳性，白细胞计数低于 2×10^9/L。

【常用护理诊断】

1. 慢性疼痛　与骨关节炎引起的关节软骨破坏及骨板病变有关。

2. 躯体活动障碍　与关节疼痛、畸形或脊髓压迫所引起的关节或肢体活动困难有关。

3. 有跌倒的危险　与关节活动障碍有关。

【护理措施】

1. 休息和活动　急性发作期，应限制关节活动，病情平稳后，再进行运动锻炼，防止关节过度运动和负重，避免关节机械性损伤。可使用手杖、把手或助行器等以减轻受累关节的负荷，可提高老人的自理能力。严重时应制动或石膏固定，以防畸形。

2. 饮食护理　改变日常不良的饮食习惯，主要是减少高脂、高糖食物的摄入，肥胖患者应积极科学地减肥。

3. 缓解疼痛　详见"第七章第六节骨质疏松症"及"第六章第二节疼痛"。

4. 药物护理 严格遵医嘱用药，尽量避免使用阿司匹林等不良反应大、对关节软骨有损害的药物。用药期间应加强临床观察，注意监测 X 线片和关节积液的变化。

（1）镇痛剂 非甾体类抗炎药，在炎症发作期使用，症状缓解后停止使用，防止过度用药。糖皮质激素仅用于其他治疗无效、急性炎症发作或关节周围滑膜炎等。

（2）软骨保护剂 硫酸氨基葡萄糖于饭时服用、氨糖美辛片饭后即服或临睡前服用。

（3）黏弹性补充疗法 关节腔注射玻璃酸钠，可恢复关节液的黏弹性，保护关节软骨，减轻滑膜炎症和改善关节功能。

5. 心理护理 详见"第七章第六节骨质疏松症"。

鼓励并指导老人坚持正确的康复训练，在急性期时练习股四头肌的伸缩活动，病情平稳后，再练习伸屈及旋转活动。

【健康指导】

1. 日常生活指导 注意防潮保暖，避免关节受凉。勿长时间站立及长距离步行，尤其是长距离的登山运动，防止由于关节负重加剧而加速关节退变。

2. 康复训练指导 指导老人早期进行康复训练，并根据老人具体病情，制定适宜的康复训练计划，以改善预后。

第八节 老年帕金森病

病例导入

郑大爷，66 岁，一年前出现右手静止性震颤，类似"搓丸"样动作，轻度右肩疼痛和步态缓慢，迈步时身体前倾，呈慌张步态，面部表情呆板，眼神呈凝视状态，写字时存在字越写越小的倾向。近期症状加重，不能独立行走而入院。

请思考：

1. 该老人可能的临床诊断是什么？

2. 应指导老人做好哪些方面的日常生活护理？

帕金森病是一种常见的中老年人神经系统变性疾病，平均发病年龄在 55～60 岁，发病率随年龄增长而增高，50 岁年龄组人群发病率为 500/10 万，60 岁年龄组人群是 50 岁年龄组的 2 倍。中国大陆地区的帕金森病患者人数已近 200 万人，占全球帕金森病患者总人数的一半，帕金森病正以每年 10 万新增病例的速度在我国递增，成为继心脑血管疾病和老年痴呆症后，严重威胁我国中老年人身心健康的"第三杀手"。

【概念】

帕金森病（Parkinson disease，PD），又名震颤麻痹，主要病变在黑质纹状体系统的多巴胺能神经元进行性丢失，以及残存神经元内路易氏包涵体的形成，以静止性震颤、肌强直、运动迟缓和体位不稳为主要临床特征。

【病因】

尚未阐明，考虑与下列因素有关：

1. 衰老　老化过程与 PD 中谷胱甘肽过氧化物酶及过氧化氢酶减低有关；老年人单胺氧化酶增加，铁、铜、钙聚集，黑色素聚集。

2. 遗传因素　本病与遗传有一定的相关性。

3. 环境因素　环境中的有害因素，如锰、一氧化碳、汞、二硫化碳、甲醇等。

4. 药物因素　利舍平中毒、酚噻嗪、丁酰苯类药物、抗抑郁药等。

5. 感染　如脑炎、病毒感染等。

6. 其他因素　如脑动脉硬化、多发性脑梗死、脑外伤、颅内占位性病变等。

【临床特点】

本病起病隐匿、进展缓慢，震颤和肌强直是本病的重要特征。

1. 早期症状不明显　老年帕金森病通常以少动为首发症状，如行走等动作缓慢，易误认为是年老所致，而常被忽视。有些老人常因肩胛带和骨盆带肌强直而引起关节疼痛，易被误诊为骨关节病。

2. 起病或症状体征的不对称性　60%～70%的患者首发症状是一侧上肢静止性震颤，安静时出现或明显，随意运动时减轻或消失，紧张时加重，入睡后消失。大约几个月到数年后震颤累及对侧或下肢。表现为肌紧张强直和运动障碍（呈特殊面容、姿势与步态）。严重患者伴有记忆障碍、痴呆、生活不能自理，甚至卧床不起。

3. 左旋多巴治疗反应良好　急性和慢性左旋多巴试验是评价帕金森病的一种简单易行的方法。

【辅助检查】

1. 实验室检查　脑电图、血脑脊液检查、分子生物学检查等。

2. 神经影像学检查　以脑 MRI 为主，帕金森病常规 MRI 扫描无特异性表现，通常用于排除肿瘤、脑积水和其他病变。

【常用护理诊断】

1. 自理能力缺陷　不能自行穿衣、如厕、进食等，与疾病导致的肌肉强直及运动功能障碍有关。

2. 营养失调：低于机体需要量　与饮食结构不合理、老化导致的消化系统功能下降、患病等因素有关。

3. 有跌倒的危险 与运动功能障碍有关。

4. 自我形象紊乱 与流涎、运动障碍等导致的形象改变有关。

【护理措施】

1. 一般护理 积极预防，一旦发病，应注意休息，防止过度疲劳，调整饮食结构，增加维生素 E、维生素 C、叶酸、硒、锌等营养素的摄取，戒烟酒，少饮或不饮茶、不喝咖啡等兴奋性饮料。鼓励患者坚持功能锻炼。

2. 心理护理 保持情绪稳定，避免激动、紧张、忧伤、恐惧等不良情绪的刺激，通过听音乐、娱乐活动等方式调节情绪。

3. 用药护理 左旋多巴对大多数 PD 具有显著疗效，但起效慢，且对重症及年老患者疗效差，易引起胃肠道反应等不良反应。复方左旋多巴（如信尼麦、复方苄丝肼）可提高疗效，减少外周副作用。

4. 日常生活护理 ①鼓励老人完成力所能及的事，如进食、穿衣等；②鼓励并指导老人每天进行功能训练；③及时消除环境中的危险因素；④防止跌倒的发生；⑤对流涎的老人，适当增加口腔护理的次数；⑥卧床老人注意防止压疮和坠积性肺炎的发生；⑦指导患者注意纠正异常姿势，预防畸形。

【健康指导】

1. 健康宣教 教育老年人及其家属正确认识本病发病相关的高危因素、典型症状、治疗和护理等。

2. 健康保健 积极消除各种致病的危险因素。

3. 康复指导 肌强直可造成肌肉关节僵硬、肢体挛缩和畸形，需进行长期的功能锻炼，如作业疗法、理疗、语言训练等。

思考题

1. 简述老年癌症患者疼痛的护理措施。

2. 老年肺炎的预防措施有哪些？

3. 老年高血压病的临床特点及护理措施有哪些？

4. 简述脑梗死患者的介入治疗护理。

第八章　老年人的临终关怀与护理

 学习目标

1. 掌握临终关怀和临终护理的概念；临终老人的临床表现及护理措施。
2. 熟悉老年人临终关怀的内容和意义；对老年人进行死亡教育的内容。
3. 了解老年人死亡后的身体护理。

病例导入

在医院的安宁病房，有一位身患癌症晚期的老人，枯瘦的手指戴着一枚耀眼的钻戒，床旁桌上摆着毕业照和她年轻时的照片。每当有人探望，她都会笑着说："我挺好，别来了，工作挺忙的。"可是，没人的时候，她也会偷偷地哭泣。护士们都知道老人有一个红色的日记本，就放在老人的枕头下，那里面写下了对子女们满满的祝福和嘱托。

问题：

1. 该老人对待死亡的心理类型是哪一种？
2. 如何提高临终老人的生命质量；帮助她安宁、舒适、有尊严地度过最后的时光？

生老病死，是人类不可抗拒的自然规律。当老年人走到人生的终点，死亡成为不可逆转的发展结果时，需要我们提供良好的护理服务，缓解其生理的痛苦和心理的恐惧，以提高其生命质量，并维护家属的身心健康，使临终老人的生命得到尊重，使老人在最后的生命时光感受到温暖，让老人坦然、安详、有尊严地离去。

第一节　老年人的临终关怀

临终关怀是近代医学领域中新兴的一门边缘性交叉学科，是社会的需求和人类文明发展的标志。老人奔波劳苦一生，在人生临近终点的时候，是生命最脆弱的时候，也是最需要关怀的时刻。

一、临终关怀的概念及现状

（一）临终关怀的概念

临终关怀（hospice care），又称善终服务、安宁照顾、终末护理和安息护理等，是指由社会各阶层人员（护士、医生、社会工作者、志愿者以及政府和慈善团体人士等）组成的团队向临终患者及其家属提供的一种全面支持和照顾，包括生理、心理、社会等方面。它是一门新兴的边缘学科，涉及医学、护理学、心理学、社会学、伦理学等众多学科。

（二）临终关怀的现状

1. 临终关怀的兴起与发展　"临终关怀"一词起源于中世纪的欧洲，是指修道院为重病、濒死的朝圣者、旅游者提供照顾和护理的地方。1967 年 7 月，英国女医生西斯莉·桑德斯博士在英国伦敦创建了世界上第一所临终关怀护理医院——圣克里斯多弗临终关怀院，它的建立标志着现代临终关怀的开始，并发展到欧美各国。20 世纪 80 年代流传到日本，90 年代流传到中国台湾地区和香港地区。我国内地的临终关怀发展较晚，1987 年 7 月，在天津成立了第一个临终关怀研究中心。之后，中国心理卫生协会临终关怀专业委员会和临终关怀基金也相继成立，同年 10 月，上海成立了中国第一家临终关怀医院——南汇护理院，随后又建立了江桥、普静等 16 所老年护理院（含临终关怀医院）。1992 年，北京市招收濒危患者的松堂医院正式成立。1998 年，香港著名企业家李嘉诚先生捐资汕头大学医学院第一附属医院，建立全国首家宁养院，我国第一所社区临终关怀服务机构由此诞生。2001 年 1 月，中国香港李嘉诚基金会捐资启动了"全国宁养医疗服务计划"，至 2011 年已在全国设立 32 家宁养院，进一步推动了我国临终关怀事业的发展。2006 年 4 月，中国生命关怀协会成立，标志着我国的临终关怀事业进入了一个新的发展时期，临终关怀有了一个全国性的行业管理的社会团体。

2. 我国临终关怀的组织形式

（1）临终关怀的专门机构　医护人员配备齐全、设备先进，是较专业化的临终关怀服务机构，如北京松堂关怀院、上海南汇护理院。

（2）附设的临终关怀机构　即综合医院内的专科病房或病区，这是目前最主要的形式。如中国医学科学院肿瘤医院的"温馨病房"，北京市朝阳门医院的老年临终关怀病区。

（3）家庭临终关怀病床　国外称"居家护理"，是一种以社区为基础、以家庭为单位开展的临终关怀服务。主要是为希望留在家里与家人共度最后时光的患者服务。医护人员的职责是控制老人生理上的痛苦，并对老人及其家属提供心理和感情上的支持，使老人可以与家人在一起，减轻悲痛与孤寂，勇敢面对死亡。如香港地区新港临终关怀居家服务部。

（三）影响我国老人临终关怀的因素

迄今为止，我国临终关怀事业已有 20 多年的历史，虽已具有一定的规模，但是发展很不平衡。当前影响我国老年临终关怀的因素主要有以下几方面：

1. 医务人员对于临终关怀的知识不足　由于医护人员缺乏"临终"知识的相应培训，对临终老人仍以治疗为主，虽已知"临终"老人无望救治，仍使用先进的药物、设备去延长生存的时间，不仅致使大量的医疗资源浪费，而且给临终老人造成极大的身心痛苦，同时老人家属也饱受精神折磨。

2. 缺乏应有的死亡教育和伦理道德教育　由于受到几千年传统死亡观和伦理观的束缚，人们对于死亡采取否定、躲避的态度，缺乏对死亡的精神准备。此外，受到传统伦理"孝道"意识的影响，一些家属认为让老人接受临终关怀，就是放弃治疗，害怕背负"不孝"的骂名。因此，在中国发展临终关怀，必须打破传统的思想观念，使更多的人能够真正认识和面对死亡，完善死亡教育和伦理道德教育，树立正确的生死观。

3. 医疗服务机构的相对匮乏　目前我国的临终关怀机构大都设置在北京、上海、天津、汕头等一些大中城市，对于小城市和偏远地区，老年临终关怀的机构还比较匮乏，且存在设施差、费用高等问题。对于我国这样一个拥有 2 亿老年人的人口大国来说，目前的临终关怀机构远远解决不了我国临终老人的迫切需要。

二、老年人临终关怀的意义

（一）提高生存质量，维护生命尊严

大多数临终老人在死亡之前都有接受侵入性治疗的痛苦经历，先进的医疗技术无法挽留他的生命，只能徒增身心的痛苦。临终关怀不完全以延长生存时间为目的，而是以提高生存质量为宗旨，为临终老人及家属提供心理上的关怀与安慰，帮助临终者减少和解除躯体上的痛苦，缓解心理上的恐惧，维护其尊严并提高生命质量，使患者平静、安宁、舒适地抵达人生的终点。因此，临终关怀是满足临终老人"老能善终"的最好举措。

（二）节省医疗费用，减少资源浪费

对于那些身患不治之症的老人来说，接受临终关怀服务无疑可以减少大量的甚至是巨额的医疗费用。同时在医院建立附设的临终关怀机构，可以综合利用医院现有的医护人员和仪器设备，能提高床位利用率，合理优化医疗资源。

（三）转变传统观念，体现人道主义

实施临终关怀是人类观念上的飞跃。一方面，人们要转变死亡的传统观念。正视死亡是生命过程的一部分，是生命活动不可逆转的终结，坦然面对死亡是人类富有理性的

表现。另一方面，要更多地关注老人的生存质量而不是生存时间。我们不得不承认治愈疾病对临终老人来说是无望的，即使医疗措施的使用能够延长生存的时间，但是同时也会给老人带来极大的生理和心理伤害。临终关怀实质上是体现了对老人真正的人道主义精神，因此，临终关怀不仅是社会发展与人口老龄化的需要，也是人类文明发展的标志。

知识拓展

侵入性治疗

侵入性治疗多数应用于危重患者，专指医学上带有一定创伤性的治疗措施。例如：手术，各种注射、穿刺疗法，人工呼吸道，鼻胃管、尿管及各种引流管，以及其他的介入性治疗措施。调查证实，45% 的医院感染与医疗器械的侵入性操作相关，最常见者为尿道插管，其次为呼吸机相关感染。

三、安乐死

（一）安乐死的概念

安乐死（euthanasia）来源于希腊文，原意是指无痛苦的死亡，现在是指因为疾病或其他原因已无救治希望的患者在危重濒死状态时，由于精神和躯体的极端痛苦，在自己或家属的要求下，经过医生的鉴定和法律的认可，用人为的方法使患者在无痛苦状态下度过死亡阶段而结束生命的全过程。

（二）安乐死的分类

安乐死分为主动安乐死和被动安乐死。主动安乐死即医护人员或其他人在无法挽救患者生命的情况下，采取措施主动结束患者的生命或加速患者的死亡过程。而被动安乐死是指对确实无法挽救其生命的患者，终止维持患者生命的一切治疗措施，给予适当的维持方法，以减轻其痛苦，任其自然死亡。被动安乐死与临终关怀的关系最为密切，在某种程度上临终关怀可以视为一种被动安乐死。

（三）安乐死的立法现状

对于安乐死合法化的问题，各国持有不同的态度。2001 年 4 月 1 日，荷兰通过"安乐死法案"，成为世界上第一个把安乐死合法化的国家。2002 年 5 月 16 日，比利时通过法案，允许医生在特殊情况下对患者执行安乐死，成为继荷兰后的第二个使安乐死合法化的国家。大多数国家都把主动安乐死看成犯罪行为，但量刑明显较轻。我国自1980 年开始讨论安乐死，安乐死的合法性和合理性一直备受争议。因为人的生命是神圣的，任何人无法非法剥夺他人的生命，个人也无权将自己的生命交给他人随意处置，即使得到了本人的同意而剥夺其生命，原则上这种同意也是无效的。

第二节　死亡教育

死亡教育也是生命教育，树立正确的死亡观，使临终老人及家属在死亡来临时做好足够的心理准备，能够坦然接受和正确应对，珍惜那即将结束的生命价值。

一、老人对待死亡的心理类型

老人对待死亡受到许多因素的影响，如文化程度、社会地位、宗教信仰、心理成熟程度、年龄、性格、身体状况、经济情况和身边重要人物的态度等。常见的心理类型主要有以下几种：

1. 理智型　这类老人一般文化程度和心理成熟程度较高，能从容面对死亡，在精神状态和身体状况较好时，就已认真地写好了遗嘱，安排好自己的工作、家庭事务及后事，交代自己死后的财产分配、遗体的处理或器官（如角膜）等捐赠事宜。

2. 积极应对型　这类老人多属低龄老人，有强烈的生存意识，用顽强的意志不断地与病魔做斗争，忍受着病痛的折磨和诊治带来的痛苦，寻找各种治疗方法以赢得生机。

3. 接受型　这类老人分为两种表现，一种是无可奈何地接受死亡的事实；另一种是老人把此事看得很正常，多数是属于信仰某一种宗教的，认为死亡是到另一个世界去获得重生。

4. 恐惧型　这类老人一般都有较好的社会地位、经济条件和良好的家庭关系，他们极端害怕死亡，十分留恋人生，期望能在有生之年，看到子女成家立业、兴旺发达。往往表现为会不惜代价，寻找起死回生的药方，千方百计地延长生命。

5. 解脱型　这类老人大多性格内向，沟通能力差，存在一些生理和心理精神方面的问题，或是社会适应问题，使得他们对生活失去兴趣，不再留恋人生。

6. 无所谓型　这类老人不理会死亡，对死亡持无所谓的态度，生活没压力，精神不紧张，生活质量高。

二、临终老人的心理过程及特征

美国医学博士伊丽莎白·库伯勒·罗斯于 1969 年在《论死亡和濒临死亡》一书中将身患绝症的患者从获知病情到临终整个阶段的心理反应过程总结为 5 个阶段，这些阶段并不总是前后相随，它们有时会重合，有时会提前或延后出现。

1. 否认期　老人知道自己将不久于人世，因此会采取极力否认的态度，怀疑医生是不是搞错了，疑心护士是不是把病历卡搞混了，也会怀疑诊断器械的可靠性。老人及其家属会辗转于各大医院，希望从另一个医院、另一个医生那儿得到另一种说法。

2. 愤怒期　当最终的结果无法改变时，老人就开始变得怨天尤人，烦躁不安，怒气冲天，摔打东西，对身边的人不满和充满敌意，提出非分要求，更希望得到所有人的精心护理。

3. 协议期 经过一段时间的心理适应，由愤怒转为妥协，开始接受临终的事实，心理上转为平静。有些老人会许愿，希望借此延缓死亡；有些老人对过去做错的事表示悔恨，变得很和善，此期老人对自己的病情抱有希望，能积极配合治疗。

4. 忧郁期 当老人发现自己生命已垂危，任何努力都无法阻止死亡的来临，会产生失落感，情绪极为伤感，此期不但要忍受生理上的病痛，在心理上更要忍受即将与亲人永别的痛苦，因此会十分想念亲人和朋友，或开始交代后事。

5. 接受期 生命的最后阶段，老人面对死亡，不会心灰意冷，更不会抱怨命运，对即将来临的死亡已有所准备，表现得很平静，但因十分虚弱，对周围事情不感兴趣，认为自己不需要治疗与照顾，希望一个人安静地离开人世。

三、临终老人的死亡教育

（一）死亡教育的概念

《医学伦理学辞典》对于死亡教育做出了明确的定义：死亡教育（death education）是就如何认识和对待死亡而对人进行的教育，其主旨是使人们正确地认识和对待死亡。实际上，死亡教育就是帮助人们面对他人和自己的死亡时寻求良好的心理支持，其实质是帮助人们认清生命的本质，让人们接受生命的自然规律。死亡教育的目的并非劝导人们死亡，而是帮助人们活得更好。

（二）死亡教育的内容

通过死亡教育，可以帮助临终老人降低对即将来临的死亡恐惧，最终接受死亡现实，使生命得以升华，能够安宁舒适地告别人生。临终老人的死亡教育应根据老人不同的年龄、性格、职业、家庭背景等因人而异地开展。对老人进行死亡教育的内容主要有：

1. 克服怯懦思想 在一些身患绝症的老人中，自杀是一个值得重视的问题，自杀的本身就是怯懦的表现，从一定意义上讲，坚强的生比死更有意义。

2. 积极面对疾病 疾病是人类的敌人，它危及人的健康和生存。和疾病做斗争，从某种意义上讲就是和死亡做斗争。积极的心理活动有利于提高人体的免疫功能，良好的情绪、乐观的态度和坚定的信心是战胜疾病的良药。

3. 树立正确的生死观 任何人都不是为了等待死亡而来到这个世界上的，因此，正确的人生观、价值观，是每个人心理活动的关键。唯物主义的观点认为，提出生命有尽，可以使人们认识到个人的局限性，从而思考怎样去追求自己的理想，怎样去度过自己人生的岁月，理解自己在生命弥留之际生存的意义。

4. 做好充分的准备 人们追求优生，同样追求优活，也希望优死。认识和尊重临终的生命价值，精心安排好自己剩余的时间，使自己过得有意义，不留下遗憾，这对于临终老人是非常重要的，也是死亡教育的真谛所在。

（三）临终老人家属的死亡教育

临终老人家属同样也面临着老人死亡所带来的巨大痛苦，经受着沉重的死亡恐惧和忧伤的压力，迫切地需要从心理、精神等方面获得对死亡焦虑的解脱，因此，对临终老人家属进行死亡教育也是非常必要的。

1. 鼓励家属面对现实　让临终老人的家属认识到死亡的现实是不可避免的，不要奢望奇迹的出现，减少老人无意义的检查和治疗，使老人能够在生命的最后阶段舒适、平静地度过。

2. 指导家属对老人进行生活照顾　指导家属掌握一定的生活照顾知识和技能，创造安宁舒适的环境，满足老人的生理和心理需求，使其在照顾老人的过程中获得心理慰藉。

第三节　老年人的临终护理

对临终老人及家属的护理应体现出护理的关怀和照顾，用护士的责任心、爱心、细心、耐心、同情心，以尊重生命、尊重患者的尊严及权利为宗旨，了解老人和家属的需求并给予满足，对他们表示理解和关爱，使临终老人及家属获得帮助和支持。

一、临终及临终护理的概述

（一）临终的概念及界定

1. 临终的概念　临终（dying）指患者在已经接受治疗或姑息性治疗后，虽然意识清醒，但病情加速恶化，各种迹象显示生命即将终结。

2. 临终的界定　关于临终的时间范围，目前世界上尚无统一的界定标准。美国将临终界定为：无治疗意义，预期患者仅能存活60天以内者。日本将临终界定为：以预期3~6个月存活期的患者为临终阶段。

归纳各国对临终的认识，可将符合以下条件作为临终的判定标准：①自然衰老，各主要脏器衰竭，生活不能自理者；②各种意外伤害，生命垂危无抢救意义者；③无治疗意义的晚期癌症患者；④慢性疾病终末期，存活3~6个月以内者。

（二）临终护理的概念

临终护理（terminal care）是指向临终患者及其家属提供一个全面的支持性的身心护理。包括生理、心理、社会等方面，是临终关怀的重要组成部分。宗旨是应用护理的方式使临终患者的生命质量得以提高，使家属的身心健康得以维护，使患者安宁、平静地离开人世。

（三）临终护理的内容

1. **症状的控制**　针对临终患者疼痛、呼吸困难、二便失禁等常见症状进行护理，满足患者各种基本的生理需要，以减轻病痛，缓解不适。

2. **心理的支持**　由于社会背景、受教育的程度、社会经历、道德修养和价值观等方面的差异，导致临终患者在面对死亡时表现出不同的心态，其行为反应也是复杂多样的，应根据临终患者的不同心理状态进行正确的评估和诊断，制定相应的心理护理计划，实施心理护理。

3. **生命质量的提高**　临终是一种特殊类型的生活，正确认识和尊重患者最后生活的价值，不仅要维护和延长患者的生命，而且要以最有效的护理服务和最温暖的关爱照顾，以减少老人的痛苦，使其舒适安宁，并努力提高其生命质量。

4. **家属的安慰**　家属情绪好坏直接影响临终患者的生命质量，临终护理不仅针对患者，而且要面向家属，为其提供心理支持、咨询和必要的信息交流。

5. **尊严的辞世**　当临终患者处于生命发展的最后阶段，常渴望受到社会和亲人的关注，对受到尊重和保持个人尊严的需求，不会因此减弱或停止，反而会更加突出和强烈。因此维护临终老人的尊严，使人生的落幕更优质和无憾。

二、临终老人常见的临床表现及护理措施

老人临终的状态各不相同，有的是突然死亡，有的是各器官逐渐衰竭后死亡。大多数的老年人会出现疼痛、呼吸困难、出血、意识障碍及肌张力减弱或丧失等表现，护理人员应积极采取措施进行护理。

（一）疼痛

疼痛是临终老年人备受折磨的最常见、最严重的症状，尤其是晚期癌症和严重的骨关节疾病老人。表现为烦躁不安，痛苦面容，特殊的姿势，并伴有呼吸、心率和血压的改变。控制疼痛的方法有药物止痛和非药物止痛。

1. **药物止痛**　应及时、有效、正确地使用"三阶梯止痛法"。具体详见"第六章第二节"和"第七章第一节"。

2. **非药物止痛**　除了药物止痛，还可采用其他方法缓解疼痛，如心理暗示疗法、物理止痛法、音乐疗法、生物反馈疗法等。

（二）呼吸困难

痰液堵塞、呼吸困难是临终老人常见的症状。表现为张口呼吸、鼻翼煽动、口唇、甲床甚至皮肤发绀，并伴有呼吸频率、深度和节律的改变，由于分泌物积聚在支气管内，可出现痰鸣音及鼾声呼吸，最终呼吸停止。临终老人一旦出现以上症状，应立即给予吸氧；神志清醒的取半卧位或坐位，可扩大胸腔容量，减少回心血量，减轻肺部瘀血，改善呼吸困难；昏迷者取仰卧位，头偏向一侧或侧卧位，防止呼吸道分泌物误吸入

气管而引起窒息或吸入性肺炎；及时吸出痰液，避免痰液过于黏稠，保持呼吸道通畅；配合医生给予药物治疗，如支气管扩张剂、祛痰剂、镇静剂及雾化吸入等。

（三）出血

常见表现为呕血、咯血、便血等。一次出血量在 800mL 以上，可出现休克现象，是造成死亡的直接原因，需要迅速配合医生给予止血及输血等治疗。

1. 咯血 咯血老人应卧床休息，消除紧张情绪，剧咳时应用镇咳剂，但禁用吗啡。有血时应轻轻咳出，切勿屏气，以防窒息。

2. 呕血 呕血老人采取侧卧位或仰卧位头偏向一侧，要避免呕血时血液吸入而引起窒息，及时开窗通风和清理呕吐物，以减少不良刺激。

3. 便血 便血老人可在肛周垫上纸垫，每次排便后应及时擦洗，保持臀部清洁。

4. 胃肠道出血 一般应禁食24~48小时，有利于胃肠道黏膜的修复。

（四）谵妄

谵妄常与电解质不平衡、营养异常、败血症以及大脑疾病（如癌症脑转移、代谢性脑病等）有关。另外，疼痛未控制、尿潴留、脑缺氧或因虚弱而无力移动等也会出现躁动。护士应密切观察，配合医生找出原因，对因对症处理，并注意对烦躁不安者加以保护，以免坠床。

（五）意识、感知觉改变

表现为视觉首先减退，开始只能视近物，以后只有光感，最后视力消失。各种深浅反射渐渐消失，最后瞳孔对光反射、吞咽反射和听力完全消失。临终意识的改变首先是嗜睡，不易叫醒，对于人物、时间、地点等混淆不清，继之出现木僵状态，最后陷入昏迷，意识完全丧失。护理时要注意为老人创造良好的居住环境，光线明亮，增加安全感。双眼不能闭合者，应定时涂眼药膏，并用湿纱布覆盖。在护理过程中，避免在老人身边窃窃私语，以免老人产生焦虑。意识障碍者，要保证呼吸道通畅。

（六）肌张力减弱或丧失

表现为大小便失禁，肢体软弱无力，无法维持正常的舒适功能体位，不能进行自主躯体活动，呈希氏面容（面肌消瘦、面部呈铅灰色、眼眶凹陷、双眼半睁、目光呆滞、下颌下垂、嘴微张等）。护理中应尽量保持老人的个人卫生，做好口腔护理、皮肤护理，保证衣服、被褥清洁平整，以保持老人较好的情绪和生活质量。采取舒适的体位，经常翻身，按摩受压部位，大小便失禁者要保持会阴部皮肤的清洁和干燥，预防压疮的发生。

总之，护理人员要密切观察老人的病情变化，加强巡视，做好预后的估测及抢救的准备。同时让家属做好心理和物质准备，安排善后事宜。

三、临终老人家属的护理

老年人的即将逝去，有时家属比将要去世的老年人更加悲痛。因此做好家属的心理支持工作对临终老人也是一个安慰。要鼓励家属面对现实，给逝者创造安宁的环境，创造更多与亲人在一起的时间。因此，护理方面要尽量满足家属照顾患者的需要，与家属积极沟通，建立良好的关系，鼓励家属表达感情，指导家属对患者的生活照顾，使其在照顾亲人的过程中获得心理慰藉。同时满足家属本身的合理需求，对家属多关心体贴，帮助其安排陪伴期间的生活，尽量帮助他们解决实际困难。

四、老人死亡后的尸体护理

老人死亡后的尸体护理是临终关怀的重要内容之一，既是对老人生前良好护理的继续，也是对家属最大的心理安慰。

尸体护理（postmortem care）是在证实老人确已死亡，医生开具死亡证明书后立即进行的一项护理措施。在尸体护理过程中要求护理人员要严肃认真，一丝不苟，保持崇高的道德责任感，尽心尽责的完成尸体护理工作。

（一）尸体护理的目的

1. 使尸体清洁，表情安详，姿势良好，易于辨认。
2. 安慰家属，减轻哀痛。

（二）尸体护理的操作程序

1. 评估　包括：①死亡的原因及时间；②尸体有无伤口、引流管；③已故老人的家属对死亡的认知，以及对已故老人的态度。

2. 用物准备　包括：①治疗盘内备衣裤一套、血管钳、不脱脂的棉花适量、剪刀、尸体识别卡3张、梳子、松节油、绷带适量；②按需要备擦洗用物、屏风；③有伤口者备敷料，必要时备隔离衣和手套。

3. 操作步骤　见《基础护理学》。

（三）尸体护理注意事项

1. 由医生开出死亡通知，并得到家属的许可后，才能进行尸体护理。

2. 护士要以高尚的职业道德和情感，尊重死者，在进行尸体护理的过程中态度要严肃认真。

3. 老人死亡后应及时进行尸体护理，以防尸体僵硬。要使尸体位置良好、清洁、无液体外流。

4. 传染病老人的尸体应使用消毒液擦拭，并用消毒液浸泡的棉球填塞各孔道，尸体用尸单包裹后装入不透水的尸袋中。

知识拓展

临终关怀八要素

美国老年病学会提出"临终关怀八要素"：①减轻肉体和精神症状，以减少痛苦；②采取病人愿望的治疗手段，以维护尊严；③避免不适当、有创的治疗；④在病人还能与人交流时，提供家属充分的时间相聚；⑤给予病人尽可能好的生命质量；⑥将经济负担减少到最小程度；⑦医疗费用要告知；⑧提供治丧方面帮助。

思考题

1. 临终老人死亡教育的主要内容？
2. 临终老人的常见症状有哪些，应该如何护理？

附　　录

美国老年护理职业标准

1. 老年护理服务的组织　所有的老年护理服务必须是有计划、有组织且是由护理人员执行管理。执行者必须具有学士以上学历，且有老年护理及老年长期照料或急救护理机构的工作经验。

2. 理论　护理人员参与理论的发展和研究，护理人员以理论的研究及测试作为临床的基础，用理论指导有效的老年护理活动。

3. 收集资料　老年人的健康状态必须定期、完整、详尽、正确且有系统的评估，在健康评估中所获得的资料可以和健康照护的成员分享，包括老年人及其家属。

4. 护理诊断　护理人员使用健康评估资料以决定其护理诊断。

5. 护理计划及持续护理　护理人员与老年人和适当人选共同制定护理计划。计划包括共同的目标、优先顺序、护理方式以及评价方法，以满足老年人的治疗性、预防性、恢复性和康复性需求。护理计划可协助老年人达到及维持最高程度的健康、安宁、生活质量和平静的死亡，并帮助老年人得到持续的照顾，即使老年人转到不同境地也能获得继续照顾，且在必要时可修改。

6. 护理措施　护理人员依据护理计划的指引提供护理措施，以恢复老年人的功能性能力，并且预防并发症和残疾的发生。护理措施源自护理诊断且以老年护理理论为基础。

7. 评价　护理人员持续地评价老年人和家属对护理措施的反应，以及已决定目标完成的进度，并根据评价结果修正护理诊断和护理计划。

8. 医疗团队合作　护理人员与健康保健小组成员合作，在各种不同的情况下给予老年人照顾服务。小组成员定期开会以评价对老年人及家属护理计划的有效性，并根据需要的改变以调整护理计划。

9. 研究　护理人员参与研究设计以发展有组织的老年人护理知识宣传，并在临床运用。

10. 伦理　护理人员依据"护理人员守则"作为伦理抉择的指标。

11. 专业成长　护理人员不仅对护理专业的发展负有责任，而且应该对健康保健人员的专业成长做出贡献。

老年人常用评估量表

量表1　日常生活能力量表（ADL）

请圈上最适合的情况			
1. 定时上厕所	①	②	③	④
2. 行走	①	②	③	④
3. 洗澡	①	②	③	④
4. 穿衣	①	②	③	④
5. 梳头、刷牙	①	②	③	④
6. 进食	①	②	③	④
7. 做家务	①	②	③	④
8. 服药	①	②	③	④
9. 洗衣	①	②	③	④
10. 做饭菜	①	②	③	④
11. 购物	①	②	③	④
12. 使用公共车辆	①	②	③	④
13. 打电话	①	②	③	④
14. 处理钱财	①	②	③	④

备注：

1. ①代表1分，表示自己完全可以做；②代表2分，表示有些困难；③代表3分，表示需要帮助；④代表4分，表示自己完全不能做。

2. 总分低于16分为正常，总分大于16分有不同程度的功能下降，最高56分。

量表 2　katz 日常生活功能指数评价量表

生活能力	项目	分值
进食	进食自理无须帮助	2
	需帮助备餐，能自己进食	1
	进食或经静脉给营养时需要帮助	0
更衣（取衣、穿衣、系扣、系带）	完全独立完成	2
	仅需要帮助系鞋带	1
	取衣、穿衣需要协助	0
沐浴（擦浴、盆浴或淋浴）	完全独立完成	2
	仅需要部分帮助（如背部）	1
	需要帮助（不能自行沐浴）	0
移动（起床、卧床，从椅子上站立或坐下）	自如（可以使用手杖等辅助器具）	2
	需要帮助	1
	不能起床	1
如厕（如厕大小便自如，便后能自洁及整理衣裤）	无须帮助，或能借助辅助器具进出厕所	2
	需帮助进出厕所、便后清洁或整理衣裤	1
	不能自行进出厕所完成排泄过程	1
控制大小便	能完全控制	2
	偶尔大小便失控	1
	排尿、排便需别人帮助，需用导尿管或失禁	0

备注：

1. 量表的结构和内容：此量表将 ADL 功能分为 6 个方面，即进食、更衣、沐浴、移动、如厕和控制大小便，以决定各项功能完成的独立程度。

2. 评定方法：通过与被测者、护理人员交谈，或被测者自填问卷，确定各项评分，计算总分值。

3. 结果解释：总分值的范围是 0 ~ 12 分，分值越高，提示被测者的日常生活能力越高。

量表 3　功能活动调查表（FAQ）

Pfeffer 的功能活动调查表能更好地发现和评价功能障碍不太严重的老年患者，即早期或轻度痴呆患者。该调查者常在社区调查或门诊工作中应用。

请仔细地阅读（读出问题），并按老人的情况，做出最能合适地反映老人活动能力的评定，每一道问题只能选择一个评定，不要重复评定，也不要遗漏。

项目		得分		
1. 使用各种票证（正确的使用，不过期）	0	1	2	9
2. 按时支付各种票据（如房租、水电费等）	0	1	2	9
3. 自行购物（如购买衣、食及家庭用品）	0	1	2	9
4. 参加需技巧性的游戏或活动（如：打扑克、打麻将、下棋、绘画、摄影、集邮、书法、木工）	0	1	2	9
5. 使用炉子（包括生炉子、熄灭炉子）	0	1	2	9
6. 准备和烧一顿饭菜（有饭、菜、汤）	0	1	2	9
7. 关心和了解新鲜事物（国家大事或邻居中发生的重要事情）	0	1	2	9
8. 持续一小时以上注意力集中地看电视或小说，或听收音机并能理解、评论或讨论其内容	0	1	2	9
9. 记得重要的约定（如领退休金、朋友约会、家庭事务、领送幼儿等）	0	1	2	9
10. 独自外出活动或走亲访友（指较远距离，如相当于三站公共车辆的距离）	0	1	2	9

备注：

1. 上面列举了 10 项活动，每项活动的评定分成以下几个等级："0"表示无任何困难，能独立完成，不需他人指导或帮助；"1"表示有些困难，需要他人指导或帮助；"2"表示老人本人无法完全完成，或几乎完全由他人代替完成；"9"表示不适用，如老人一向不从事这项活动。

2. FAQ 只有两项指标：总分（0~20）和单项（0~2）。临界值，FAQ≥25，或有 2 个或 2 个以上单项功能丧失（2 分），或 1 项功能丧失，2 项以上有功能缺损（1 分），说明社会功能有问题，需进一步确诊

量表 4 改良长谷川痴呆量表

改良长谷川痴呆量表简单易行，对痴呆的早期诊断很有帮助。该量表经我国学者修正后，已适合中国国情，故在我国应用比较多，可以说是目前国内应用最广泛的量表。改良长谷川痴呆量表虽只有 11 项，但包括了常识、识记、记忆、计算、定向 5 个方面的测试。

询问内容	结果			
	错误		正确	
1. 今天是几月几号（或星期几）（任意回答正确一个即可）	0	1	2	3
2. 这是什么地方	0		2.5	
3. 您多大岁数（±3 年为正确）	0		2	
4. 你在这里住了多久？	0		2.5	
5. 你出生在哪里？	0		2	
6. 中华人民共和国成立年份（±3 年为正确）	0	1.5	2.5	3.5
7. 一年有几个月（或一小时有多少分钟）（任意一个回答正确即可）	0		2.5	
8. 国家总理是谁？主席是谁？	0	1.5	3	
9. 计算 100 − 7 = ？再减 7 = ？	0	2	4	
10. 请倒背下列数字：6 − 8 − 2，倒背 3 − 5 − 2 − 9	0	2	4	
11. 先将 5 样东西摆在受试者前，然后把一样东西拿走，问少了什么？	0	0.5 1.5	2.5	3.5

备注：

1. 本量表总分为 32.5，总分 ≥30 分为智能正常，29.5~20 分之间为轻度智能低下，19.5~10 分为中度智能低下，<10 分为重度智能低下，总分 <15 分者可诊断为痴呆。

2. 本表用于测试健康人的得分，与受教育程度有关，即受教育程度越低得分越少。因此，用改良长谷川痴呆量表评定是否痴呆，不同文化程度的标准应该有所区别，不要完全用上述得分标准轻易地下诊断。

量表 5　简易智力状态检查量表（MMSE）

下面是检查认知智力功能的一些问题，请直接向被试者询问，并根据被试者的实际表现和回答结果进行选择。注意：测验时，不要让其他人干扰检查。

	正确	错误
1. 今年的年份	1	5
2. 现在是什么季节	1	5
3. 今天是几号	1	5
4. 今天是星期几	1	5
5. 现在是几月份	1	5
6. 你能告诉我现在我们在哪里 例如：现在我们在哪个省，市省（市）	1	5
7. 你住在什么区（县）	1	5
8. 你住在什么街道	1	5
9. 我们现在是第几楼	1	5
10. 这儿是什么地方	1	5

11. 现在我要说三样东西的名称，在我讲完之后，请您重复说一遍，请您好好记住这三样东西，因为等一下要再问您的（请仔细说清楚，每一样东西一秒钟）。"皮球""国旗""树木"请你把这三样东西说一遍（以第一次答案记分）。

	对	错	拒绝回答
皮球	1	5	9
国旗	1	5	9
树木	1	5	9

12. 现在请您从 100 减去 7，然后从所得的数目再减去 7，如此一直计算下去，把每一个答案都告诉我，直到我说"停"为止。

	对	错	说不会做	拒绝回答
93	1	5	7	9
86	1	5	7	9
79	1	5	7	9
72	1	5	7	9
65	1	5	7	9
停止				

	正确	错误

13. 现在请您告诉我，刚才我要您记住的三样东西是什么？

	对	错	说不会做	拒绝回答
皮球	1	5	7	9
国旗	1	5	7	9
树木	1	5	7	9

14. 请问这是什么？（拿出你的手表）

	对	错	说不会做	拒绝回答
手表	1	5	7	9

15. 请问这是什么？（拿出你的铅笔）

	对	错	说不会做	拒绝回答
铅笔	1	5	7	9

16. 现在我要说一句话，请清楚地重复一遍，这句话是："四十四只石狮子"

	对	错	说不会做	拒绝回答
四十四只石狮子	1	5	7	9

17. 请照着这卡片所写的去做。把写有"闭上您的眼睛"大字的卡片交给受访者

	对	错	说不会做	拒绝回答	文盲
闭眼睛	1	5	7	9	8

18. 请用右手拿这张纸，再用双手把纸对折，然后将纸放在你的大腿上。

（访问员：说下面一段话，并给他一张空白纸，不要重复说明，也不要示范）

	对	错	说不会做	拒绝
用右手拿纸	1	5	7	9
把纸对折	1	5	7	9
放在大腿上	1	5	7	9

19. 请您说一句完整的，有意义的句子（句子必须有主语，动词）

记下所叙述句子的全文	句子复合标准	句子不合乎标准	不会做	拒绝
	1	5	7	9

20. 请您在一张纸上照样把它画出来。（对：两个五边形的图案，交叉处形成个小四边形）

	对	不对	说不会做	拒绝
	1	5	7	9

备注：

定向力：每说对1个记1分。日期和星期差1天可计正常。月、日可以记阴历。如受访者少说了其中1个或几个（如忘记说月份、星期几等），调查员应该补充再问一遍受访者遗漏的内容。

记忆：要求患者记忆3个性质不同的样物件，要告诉受访者你可能要考察他/她的记忆力。调查员说的时候需连续、清晰、1秒钟1个。第1次记忆的结果确定即刻记忆的分数，每说对1个给1分。如果受访者没有全部正确说出，调查员应该再重复说一遍让受访者复述。

注意和计算：

1. 要求患者从100连续减7，调查员不能帮助受访者记答案。

2. 回答或操作正确得1分，错误得5分，拒绝回答或操作地9分，说不会得7分。

量表 6　汉密顿焦虑量表

项目	主要表现
1. 焦虑心境	担心、担忧，感到有最坏的事将要发生，容易激惹
2. 紧张	紧张感、易疲劳、不能放松、易哭、颤抖、感到不安
3. 害怕	害怕黑暗、陌生人、一人独处、动物、乘车或旅行、公共场合
4. 失眠	难以入睡、易醒、睡眠浅、多梦、夜惊、醒后感觉疲倦
5. 认知功能	注意力不能集中、注意障碍、记忆力差
6. 抑郁心境	丧失兴趣、抑郁、对以往爱好缺乏快感
7. 躯体性焦虑（肌肉系统）	肌肉酸痛、活动不灵活、肌肉和肢体抽动、牙齿打颤、声音发抖
8. 躯体性焦虑（感觉系统）	视物模糊、发冷发热、软弱无力感、浑身刺痛
9. 心血管系统症状	心动过速、心悸、胸痛、血管跳动感、昏倒感、心搏脱漏
10. 呼吸系统症状	胸闷、窒息感、叹息、呼吸困难
11. 胃肠道症状	吞咽困难、嗳气、消化不良（进食后腹痛、腹胀、恶心、胃部饱感）、肠动感、肠鸣、腹泻、体重减轻、便秘
12. 生殖泌尿系统症状	尿频、尿急、停经、性冷淡、早泄、阳痿
13. 自主神经系统症状	口干、潮红、苍白、易出汗、紧张性头痛、毛发竖起
14. 会谈时行为表现	①一般表现：紧张、不能松弛、忐忑不安、咬手指、紧握拳、面肌抽动、手发抖、皱眉、表情僵硬、肌张力高、叹息样呼吸、面色苍白 ②生理表现：吞咽、打呃、安静时心率快、呼吸快、腱反射亢进、震颤、瞳孔放大、眼睑跳动、易出汗、眼球突出

备注：

1. 评定方法：由经过训练的两名专业人员对病人进行联合检查，然后分别进行评定。用 0 ~ 4 分的 5 级评分法评分，各级评分标准：0 = 无症状；1 = 轻度；2 = 中等，有肯定的症状，但不影响生活与劳动；3 = 重度，症状重，需进行处理或已影响生活和劳动；4 = 极重，症状极重，严重影响生活。

2. 分界值：总分超过 29 分，提示严重焦虑；超过 21 分，提示有明显焦虑；超过 14 分，提示有肯定的焦虑；超过 7 分，提示可能有焦虑；小于 7 分则提示无焦虑。

3. 因子分析：将第 1 ~ 6 项以及第 14 项分数相加，除以 7，得到精神性焦虑因子分；将第 7 ~ 13 项分数相加，除以 7，得到躯体性焦虑因子分。因子分提示病人焦虑症状的特点。

量表7 焦虑状态/特质问卷

指导语：下面列出的是一些人们常常用来描述他们自己的陈述，请阅读每一个陈述，然后在右边适当的圈上打钩来表示你现在最恰当的感觉，没有对或错的回答，不要对任何一个陈述花太多的时间去考虑，但所给的回答应该是你现在最恰当的感觉。

主要表现	完全没有	有些	中等程度	非常明显
*1. 我感到心情平静	①	②	③	④
*2. 我感到安全	①	②	③	④
3. 我是紧张的	①	②	③	④
4. 我感到紧张束缚	①	②	③	④
*5. 我感到安逸	①	②	③	④
6. 我感到烦乱	①	②	③	④
7. 我现在正烦恼，感到这种烦恼超过了可能的不幸	①	②	③	④
*8. 我感到满意	①	②	③	④
9. 我感到害怕	①	②	③	④
*10. 我感到舒适	①	②	③	④
*11. 我有自信心	①	②	③	④
12. 我觉得神经过敏	①	②	③	④
13. 我极度紧张不安	①	②	③	④
14. 我优柔寡断	①	②	③	④
*15. 我是轻松的	①	②	③	④
*16. 我感到心满意足	①	②	③	④
17. 我是烦恼的	①	②	③	④
18. 我感到慌乱	①	②	③	④
*19. 我感觉镇定	①	②	③	④
*20. 我感到愉快	①	②	③	④

指导语：下面列出的是一些人们常常用来描述他们自己的陈述，请阅读每一个陈述，然后在右边适当的圈上打钩，来表示你经常的感觉。没有对或错的回答，不要对任何一个陈述花太多的时间去考虑，但所给的回答应该是你平常所感觉到的。

主要表现	完全没有	有些	中等程度	非常明显
*21. 我感到愉快	①	②	③	④
22. 我感到神经过敏和不安	①	②	③	④
*23. 我感到自我满足	①	②	③	④
*24. 我希望能像别人那样高兴	①	②	③	④
25. 我感到我像衰竭一样	①	②	③	④
*26. 我感到很宁静	①	②	③	④
*27. 我是平静的、冷静的和泰然自若的	①	②	③	④
28. 我感到困难——堆积起来，因此无法克服	①	②	③	④
29. 我过分忧虑一些事，实际这些事无关紧要	①	②	③	④
*30. 我是高兴的	①	②	③	④
31. 我的思想处于混乱状态	①	②	③	④
32. 我缺乏自信心	①	②	③	④
*33. 我感到安全	①	②	③	④
*34. 我容易做出决断	①	②	③	④
35. 我感到不合适	①	②	③	④
*36. 我是满足的	①	②	③	④
37. 一些不重要的思想总缠绕着我，并打扰我	①	②	③	④
38. 我产生的沮丧如此强烈，以致我不能从思想中排除它们	①	②	③	④
*39. 我是一个镇定的人	①	②	③	④
40. 当我考虑我目前的事情和利益时，我就陷入紧张状态	①	②	③	④

备注：

1. 计分方法：①表示完全没有，计1分；②表示有些，计2分；③表示中等程度，计3分；④表示非常明显，计4分。正性情绪项目（1、2、5、8、10、11、15、16、19、20、21、23、24、26、27、30、33、34、36、39项）前标有"＊"表示该项为反序计分，即按上述顺序依次评为4、3、2、1分。如此设计的目的是使问卷本身心理诱导作用降到最低限度，自动纠正自评者夸大或缩小其主观感觉的倾向。

2. 1～20项得分相加计分为状态焦虑总分（20～80分）；21～40项得分相加计分为特质焦虑总分（20～80分）。

3. 分数越高说明焦虑越严重，改量表国内尚无常模。美国常模：状态焦虑量表：19～39岁，男性56分，女性57分；40～49岁，男性55分，女性58分；50～69岁，男性52分，女性47分。特质量表：19～39岁，男性53分，女性55分；40～49岁，男性51分，女性53分；50～69岁，男性50分，女性43分。

量表 8　汉密顿抑郁量表（HAMD）

项目	描述语	圈出最适合被试者的分数				
1. 抑郁情绪	①只有在问到时才叙述这种感情；②自动叙述这种感情；③察觉到有此感情；④在与被试者谈话时，其表情、姿势、声音中均可见此感情	0	1	2	3	4
2. 罪恶感	①自责，感到对不起人；②罪恶观念，反复思考以往错误；③认为现在的病是一种惩罚，罪恶妄想；④听到责骂声	0	1	2	3	4
3. 自杀	①感到生活无意义；②想死；③有自杀念头和表示；④企图自杀	0	1	2	3	4
4. 睡眠障碍	入睡时①叙述常难以入睡（半小时以上）；②晚上总难入睡；	0	1	2		
5. 睡眠障碍	睡眠中①叙述睡不安或不深；②晚间醒来；	0	1	2		
6. 睡眠障碍	睡眠晚期①间常早醒；②经常早醒；	0	1	2		
7. 工作和兴趣	①对工作和爱好感到无能、疲劳和无力；②对爱好失去兴趣；③活动减少，工作效率下降；④因目前的疾病而停止工作	0	1	2	3	4
8. 迟钝（思想和言语缓慢，难集中注意）	①交谈变缓慢；②交谈明显迟钝；③难于交谈；④完全痴呆	0	1	2	3	4
9. 焦虑（激越）	①搓手，捻头发；②抓紧手，咬指甲，咬紧嘴唇；	0	1	2		
10. 精神性焦虑	①焦虑；②为一些小事而着急；③表情和言语表现忧虑；④无事恐惧	0	1	2	3	4
11. 躯体性焦虑的全身症状	胃肠道（口干、多尿、消化不良、腹泻、腹痛、呃逆）；心血管（心悸、头晕）；呼吸道（呼吸急迫、叹气）；尿频、出汗	0	1	2	3	4
12. 胃肠道症状	①食欲降低（不鼓励可进食）；②无督促不进食；	0	1	2		

项目	描述语	圈出最适合被试者的分数
13. 躯体性焦虑的	①感到四肢、背或头很沉重。背痛、无精力或易疲劳；一般症状②自动叙述这种感情；	0　1　2
14. 性症状	性欲减退，月经失调。评分①中等；②严重；	0　1　2
15. 疑病	①关心身体；②全身关注于健康；③经常叙述有病并求医；④疑病妄想	0　1　2　3　4
16. 体重减轻（A、B）	A 根据治疗前情况评①可能因现病而使体重减轻；②肯定因现病使体重减轻。 B 根据一周的实际体重评①减 1～2 磅；②减 2 磅以上	0　1　2
17. 自知力	①自知有病，但归因于其他原因；②否认有病	0　1　2
18. 日夜变化	如果在早上或晚上恶化评为严重变化，评 2 分	0　1　2
19. 人格或现实解体	①轻；②中；③重；④因此不能工作	0　1　2　3　4
20. 妄想症状	①猜疑；②关系观念；③关系妄想或被害妄想；④伴有幻觉的关系妄想或被害妄想	0　1　2　3　4
21. 强迫症状	①轻；②严重；	0　1　2
22. 能力减退感	①问到时有之；②自述有之；③要督促才能做到个人卫生；④不能自理	0　1　2　3　4
23. 绝望感	①常怀疑事情会好起来，经保证可释疑；②经常感到无望，但还能接受保证；③不能驱散气馁，绝望，厌世之感；④不停自发说"我不会好的"	0　1　2　3　4
24. 无价值感	①只在询问时有；②自然流露；③被试者自述是无用之人；④无价值的妄想，如"我是一废物"	0　1　2　3　4

备注：

1. 评定方法：应由经过培训的两名评定者对患者进行 HAMD 联合检查。一般采用交谈与观察的方式，检查结束后，两名评定者分别独立评分。

2. 大部分项目采用 0～4 分的 5 级评分法，各级评分标准：0 = 无；1 = 轻度；2 = 中度；3 = 重度；4 = 极重度。少数项目采用 0～2 分的 3 级评分方法，标准：0 = 无；1 = 轻度至中度；2 = 重度。

3. Davis JM 的划分标准：总分 >35 分，为严重抑郁；总分 >20 分，为轻度或中度抑郁；总分 <8 分，则无抑郁症状。

量表 9　老年抑郁量表（GDS）

问题（主要表现）	是	否
1. 您对生活基本上满意吗？	☐	☐
2. 您是否已放弃了许多活动和兴趣？	☐	☐
3. 您是否觉得生活空虚？	☐	☐
4. 您是否常感到厌倦？	☐	☐
5. 您觉得未来有希望吗？	☐	☐
6. 您是否因为脑子里有一些想法摆脱不掉而烦恼？	☐	☐
7. 您是否大部分时间精力充沛？	☐	☐
8. 您是否害怕会有不幸的事落在您的头上？	☐	☐
9. 您是否大部分时间感到幸福？	☐	☐
10. 您是否常感到孤立无援？	☐	☐
11. 您是否经常坐立不安，心烦意乱？	☐	☐
12. 您是否希望待在家里而不愿去做些新鲜的事？	☐	☐
13. 您是否常常担心将来？	☐	☐
14. 您是否觉得记忆力比以前差？	☐	☐
15. 您觉得现在活得很惬意吗？	☐	☐
16. 您是否常感到心情沉重？	☐	☐
17. 您是否觉得像现在这样活着毫无意义？	☐	☐
18. 您是否总为过去的事烦恼？	☐	☐
19. 您觉得生活很令人兴奋吗？	☐	☐
20. 您开始一件新的工作很困难吗？	☐	☐
21. 您觉得生活充满活力吗？	☐	☐
22. 您是否觉得您的处境已毫无希望？	☐	☐
23. 您是否觉得大多数人比您强得多？	☐	☐
24. 您是否常为些小事伤心？	☐	☐
25. 您是否常觉得想哭？	☐	☐
26. 您集中精力有困难吗？	☐	☐
27. 您早晨起来很快活吗？	☐	☐
28. 您希望避开聚会吗？	☐	☐
29. 您做决定很容易吗？	☐	☐
30. 您的头脑像往常一样清晰吗？	☐	☐

备注：

1. 每个条目要求被测者回答"是"或"否"，其中 1、5、7、9、15、19、21、27、29、30 条用反序计分（回答"否"表示抑郁存在）。每项表示抑郁的回答（即"否"）得 1 分。

2. 总分 0～10 分为正常，11～20 分为轻度抑郁，21～30 分为中重度抑郁。

量表 10　老年人生活质量评定表

项目	得分
身体健康	
1. 疾病症状	
（1）无明显病痛	3分
（2）间或有病痛	2分
（3）经常有病痛	1分
2. 慢性疾病	
（1）无重要慢性病	3分
（2）有，但不影响生活	2分
（3）有，影响生活功能	1分
3. 畸形残疾	
（1）无	3分
（2）有（轻、中度驼背），不影响生活	2分
（3）畸形或因病致残，部分丧失生活能力	1分
4. 日常生活功能	
（1）能适当劳动、爬山、参加体育活动，生活完全自理	3分
（2）做饭、管理钱财、料理家务、上楼、外出坐车等有时需人帮助	2分
（3）丧失独立生活能力	1分
	本项共计得分（　　　）
心理健康	
5. 情绪、性格	
（1）情绪稳定、性格开朗、生活满足	3分
（2）有时易激动、紧张、忧郁	2分
（3）经常忧虑、焦虑、压抑、情绪消沉	1分
6. 智力	
（1）思维能力、注意力、记忆力都较好	3分
（2）智力有些下降、注意力不集中、遇事易忘，但不影响生活	2分
（3）智力明显下降、说话无重点、思路不清晰，健忘、呆板	1分

项目	得分
7. 生活满意度	
（1）夫妻、子女、生活条件、医保、人际关系等基本满意	3分
（2）某些方面不够满意	2分
（3）生活满意度差，到处看不惯，自感孤独苦闷	1分
本项共计得分（　　）	

社会适应

8. 人际关系	
（1）夫妻、子女、亲戚朋友之间关系融洽	3分
（2）某些方面虽有矛盾，仍互相往来，相处尚可	2分
（3）家庭矛盾多，亲朋往来少，孤独	1分
9. 社会活动	
（1）积极参与社会活动，在社团中任职，关心国家集体大事	3分
（2）经常参与社会活动，有社会交往	2分
（3）不参加社会活动，生活孤独	1分
本项共计得分（　　）	

环境适应

10. 生活方式	
（1）生活方式合理，无烟、酒嗜好	3分
（2）生活方式基本合理，已戒烟，酒不过量	2分
（3）生活无规律，嗜烟，酗酒	1分
11. 环境条件	
（1）居住环境、经济收入、医疗保障较好，社会服务日臻完善	3分
（2）居住环境不尽如人意，有基本生活保障	2分
（3）住房、经济收入、医疗费用等造成生活困难	1分
本项共计得分（　　）	

备注：评定结果分别按单项分和总分进行分析，得分越高说明老年人的生活质量越高。

见习指导

见习一　老年人的日常生活护理及家庭护理

【见习目的】

1. 学会对老年人日常生活能力及日常生活功能的评估。
2. 学会老年人生活质量评估的方法。
3. 熟悉老年人日常生活的需求。
4. 熟悉与老年人沟通的技巧。

【见习地点】

养老院、社区。

【见习前准备】

1. 复习教材内容："第四章老年人的日常生活护理及家庭护理"。
2. 熟悉附录二老年人常用评估量表：参考量表1"日常生活能力量表（ADL）"；量表2"katz日常生活功能指数评价量表"；量表3"功能活动调查表（FAQ）"；量表10"老年人生活质量评定表"。

【见习过程与方法】

1. 4~6人一组，进行见习。对养老院、社区及家庭环境进行评估；细心与老人交流，认真填写评估量表，指出老年人休息、睡眠、活动、饮食和营养等日常生活方面存在的问题并给予正确的指导。
2. 见习后以小组为单位汇报见习结果。
3. 教师给予点评和总结。

见习二　老年人的心理护理

【见习目的】

1. 学会老年人心理健康评估的方法。
2. 掌握老年人心理问题的护理措施。
3. 了解老年常见心理问题产生的原因。

【见习前准备】

1. 复习教材内容："第三章老年人常见的心理问题及精神障碍的护理"。
2. 熟悉焦虑量表、抑郁量表的评估内容和评价方法（见附录二）。
3. 熟悉跟老年人沟通与交流的技巧。

【见习地点】

养老院、社区、老年病医院。

【见习过程与方法】

1. 4 ~ 6 人一组，进行见习。通过交流，了解老年人存在的心理问题，填写评估量表，分析原因、判断病情，并给予有效的心理疏导。
2. 见习后以小组为单位汇报见习结果。
3. 教师给予点评和总结。

见习三　老年人常见的健康问题——跌倒的预防

【见习目的】

1. 熟悉跌倒的危险因素。
2. 为老人演示跌倒后正确起身的方法。
3. 指导老人如何预防跌倒。

【见习地点】

养老院、老年病医院、社区。

【见习前准备】

1. 复习教材内容："第四章第五节老年人安全护理——跌倒"。
2. 熟悉跌倒的危险因素和护理措施。

3. 熟悉跟老年人沟通与交流的技巧。

【见习过程与方法】

1. 先由教师示范。针对有跌倒史的老人进行危险因素评估，并为其进行健康指导。

2. 学生 4 ~ 6 人一组，进行见习。选择有跌倒史或跌倒危险的老人进行交流，讨论如何预防跌倒，演示并讲解跌倒后应采取的护理措施。

3. 见习后以小组为单位汇报见习结果。

4. 教师给予点评和总结。

见习四　老年人常见疾病——阿尔茨海默病

【见习目的】

1. 认识阿尔茨海默病各期的表现及护理措施。

2. 学会运用痴呆常用评估量表进行分析判断。

3. 见习中体现对老年人的尊重和关爱，展现护士生良好的人文素养和专业能力。

【见习地点】

养老院、老年病医院。

【见习前准备】

1. 复习教材内容："第三章第四节老年期常见的精神障碍的护理——阿尔茨海默病"。

2. 教师讲解痴呆相关评估量表的使用方法和使用注意事项：参考附录二，量表 4 "改良长谷川痴呆量表"；量表 5 "简易智力状态检查量表（MMSE）"。

3. 掌握和运用跟老年人沟通与交流的技巧。

【见习过程与方法】

1. 教师示范如何与阿尔茨海默病患者进行交流、沟通、询问和提问。

2. 学生 4 ~ 6 人一组，进行见习。针对有痴呆表现的老人，通过交谈搜集资料，运用量表进行评估。支持和指导照料者对阿尔茨海默病的护理。

3. 见习后以小组为单位汇报所见阿尔茨海默病的表现、分期及护理措施。

4. 教师给予点评和总结。

主要参考书目

1. 化前珍．老年护理学．第 3 版．北京：人民卫生出版社，2013.

2. 孙建萍．老年护理学．第 3 版．北京：人民卫生出版社，2014.

3. 邸淑珍．老年护理．北京：人民军医出版社，2010.

4. 白桂春，邸淑珍．老年护理学．第 2 版．南京：江苏凤凰科学技术出版社，2014.

5. 史宝欣．临终护理．北京：人民卫生出版社，2010.

6. 史宝欣．老人关怀与家庭护理．重庆：重庆出版社，2007.

7. 何正显，张雪霞．老年护理学．北京：中国医药科技出版社，2013.

8. 尤黎明．老年护理学．北京：北京大学医学出版社，2007.

9. 尤黎明，吴瑛．内科护理学．第 5 版．北京：人民卫生出版社，2012.

10. 杜卫京．老年护理学．北京：清华大学出版社，2007.

11. 张小燕．老年护理．第 2 版．北京：人民卫生出版社，2010.

12. 范荣兰，何利．老年护理学．西安：第四军医大学出版社，2010.

13. 张洪泉．老年药理学与药物治疗学．北京：人民卫生出版社，2010.

14. 王珏辉，姬栋岩、张宵艳．老年护理技术．武汉：华中科技大学出版社，2010.

15. 傅华，李光耀．健康自我管理手册．上海：复旦大学出版社，2009.

16. 郝伟．精神病学．北京：人民卫生出版社，2012.

17. 姚树桥，孙学礼．医学心理学．北京：人民卫生出版社，2011.

18. 郑瞻培，王善澄，翁史旻．精神医学临床实践．上海：上海科学技术出版社，2013.

19. 施永兴，罗维．人生终站的陪伴——临终关怀百题．上海：上海交通大学出版社，2012.

20. 宋洁，陈惠．老年护理学．北京：中医古籍出版社，2009.

21. 阎安．中国临终关怀：现状及其发展探索．科学·经济·社会，2010，28（3）：84－85.

22. 赵美玉．老年护理学．郑州：郑州大学出版社，2011.

23. 葛均波，徐永健．内科学．第 8 版．北京：人民卫生出版社，2013.

24. 刘晓红，朱鸣雷．老年医学．北京：人民卫生出版社，2012 年.

25. 陈峥．老年病诊疗手册．北京：中国协和医科大学出版社，2013 年.

26. 全国护士执业资格考试用书编写专家委员会．2014 全国护士执业资格考试指导．北京：人民卫生出版社，2013.

27. 吴玉韶，党俊武．中国老龄产业发展报告（2014）．北京：社会科学文献出版社，2014.